Dieses Buch gehört:

....

Impressum

Originalausgabe – 1. Auflage
Veröffentlicht im Asteya Verlag, Mannheim. Juli 2019
© 2019 Asteya Verlag
www.asteya-verlag.de
www.yogamondsterne.de
ISBN: 978-3-942615-01-3

Yoga, Mond und Sterne
Text: Dr. Daniela Heidtmann, heidtmann@yoga-neckarau.de
Illustrationen: Teresa Heilmann, Mannheim, teresa.heilmann@me.com
Inhaltliche Mitarbeit: Karolin Huschak, Mannheim,
www.hebammenpraxis-feudenheim.de
Umschlaggestaltung, Layout und Satz: Carina Jantschke, Heidelberg,
carina-jantschke@gmx.de
Fotos: Kim Aysel Pietsch (S. 90–92), Tanja Hammel (S. 93), Katja Seitz (S. 94)
Druck und Bindung: Druckerei Schwörer GmbH & Co. KG, Mannheim
Printed in Germany

Bibliografische Information der Deutschen Nationalbibliothek
Die Deutsche Nationalbibliothek verzeichnet diese Publikation in der Deutschen
Nationalbibliografie; detaillierte bibliografische Daten sind im Internet über
http://dnb.d-nb.de abrufbar.

Dieses Buch wurde klimaneutral gedruckt.

Wir haben einen Beitrag geleistet zur Anschaffung energieeffizienter Brennholzöfen zum Kochen in Indien.

Für die Frauen in Visakhapatam wird das Kochen immer mühsamer: Einerseits müssen sie lange Wanderungen auf sich nehmen, um Holz zu sammeln und andererseits sind sie beim Kochen in den Hütten starkem Rauch ausgesetzt, der die Atemwege angreift und die Augen reizt.

Das Projekt schützt die lokale Umwelt durch **Erhalt des Waldes** als wichtigen Lebensraum für Tiere und Pflanzen. Die **Gesundheit** der **lokalen Bevölkerung**, insbesondere von **Frauen** und **Kindern**, profitiert von einer deutlichen Verringerung der Rauchgase. Mit der Produktion, Vermarktung und Wartung der Lehmöfen vor Ort werden in strukturschwachen Regionen **Arbeitsplätze speziell für Frauen** geschaffen.

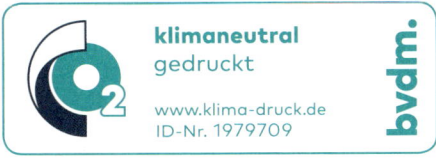
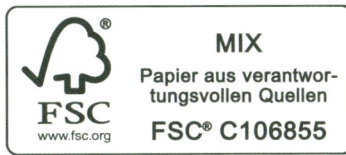

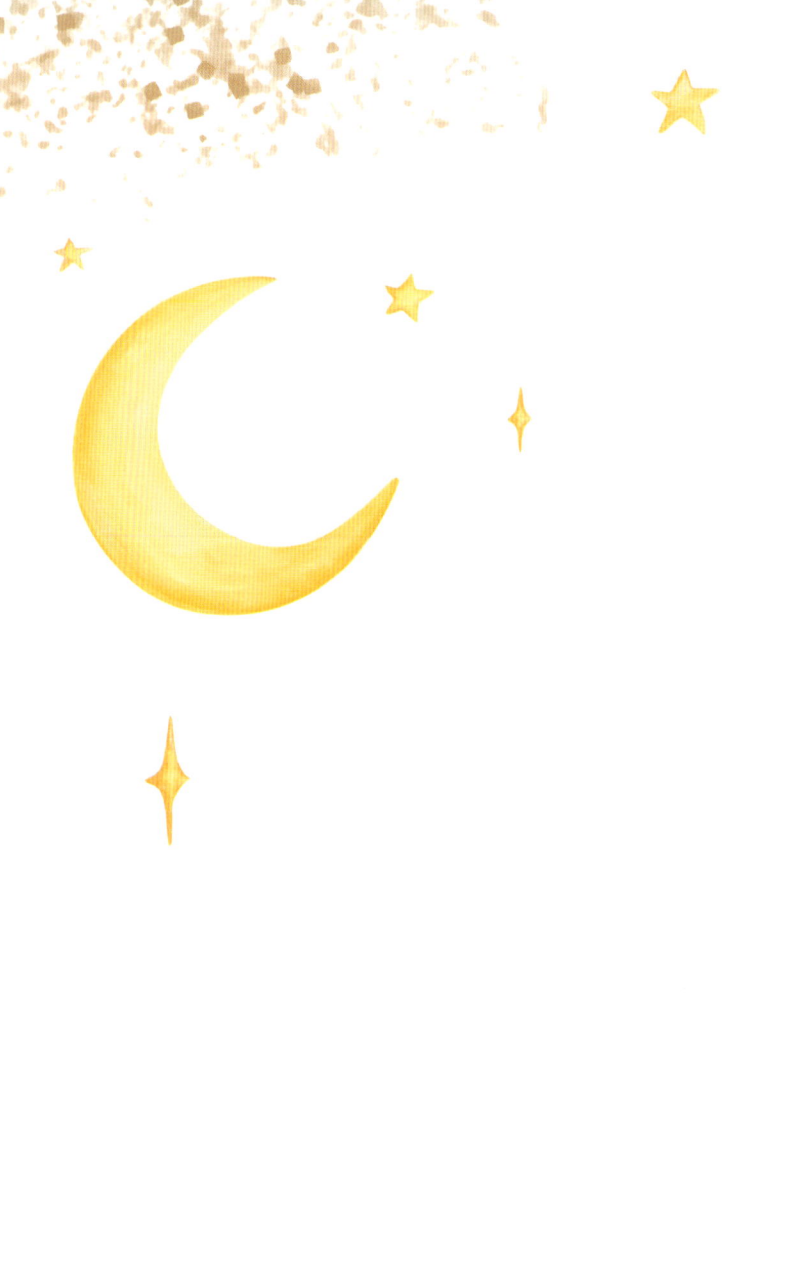

Inhalt

Vorwort für Erwachsene

Für Kinder ist «Yoga, Mond und Sterne» eine Gutenachtgeschichte, für Erwachsene hingegen ist es ein «getarntes» Yoga-Sachbuch. Auch wenn du, liebe (Vor-)Leserin, lieber (Vor-)Leser, bisher mit Yoga und Meditation noch keine Berührung hattest, wirst du mit deinen Lieben sofort alles ausprobieren können. Es ist ein Mitmach-Buch. Alle Yogahaltungen (Asanas) und Entspannungsübungen, die Maitri und ihre Familie machen, können zu Hause von Klein und Groß genauso nachgemacht oder aber kreativ abgewandelt ausprobiert werden.

Familien, die bereits gemeinsam Yoga üben, werden viele neue Anregungen finden. Selbst für die Gestaltung von Kinderyogastunden, des Sportunterrichts in der Grundschule oder von Kindergeburtstagen sind jede Menge Ideen in diesem Buch.

Fachlicher Hintergrund
der Geschichte «Yoga, Mond und Sterne»

Die Besonderheit dieser Geschichte ist ihr Bezug zum ganz normalen Kinder-Alltag. Die Yogahaltungen sind in typische familiäre Alltagssituationen eingebettet (Aufräumen, Rollenspiel mit Figuren, Zähneputzen, Spiel mit Geschwistern) und ergeben sich ganz natürlich aus dem für Kinder üblichen Bewegungsspektrum. Wenn beispielsweise ein Kind am Boden krabbelt, weil es dort gerade Spielfiguren bewegt, ist es nahezu selbstverständlich, dass es nur noch den Rücken aufwölben muss und schon zu einer Katze mit vier Pfoten und Katzenbuckel wird. Die sprechenden und assoziativen Namen der einzelnen Yogahaltungen, wie «Katze, Sonne, Vogel», helfen Kindern zudem, sich über die Imagination des jeweiligen

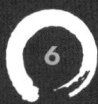

Tieres bzw. Objektes körperlich an der ihnen bekannten Form zu orientieren. Bewusst wurde auf klassische «erwachsenentypische» Anleitungen zur Körperausrichtung verzichtet, wie sie normalerweise im Yogaunterricht angesagt werden. Anleitungen, wie etwa «Komm in den Vierfüßlerstand und wölbe deinen Rücken auf!», sind deshalb in diesem Buch nicht zu finden. So entsteht also jede Haltung im jeweiligen Kontext der Geschichte ganz natürlich und für Kinder leicht nachvollziehbar. Yoga aus der Erfahrungswelt des Kindes zu entwickeln und nicht von außen an Kinder heranzutragen, ist ein zentrales Anliegen dieses Buches.

Alle Übungen sind so gewählt, dass sie einerseits kindgerecht, anderseits auch für Erwachsene und sogar für Anfänger(innen) geeignet sind. Grundsätzlich gilt: Die Asanas sollen Spaß machen. Perfektion und Ehrgeiz dürfen draußen bleiben!

Auch wenn sich alle Yogahaltungen kontextuell leicht erschließen, werden sie zusätzlich durch die stimmungsvollen Aquarelle von Teresa Heilmann veranschaulicht. Doppelt hält besser.

In die Geschichte sind ergänzend zum Yoga noch viele «Buddha-Tricks» eingewoben: Achtsamkeitsübungen, die auf die über 2500 Jahre alten Einsichten des Buddha zurückgehen und die dein Leben und das deiner Kinder deutlich entspannen und entschleunigen können.

Wenn du noch keine «Buddha-Tricks» kennst, wirst du erstaunt sein, wie einfach sie in den Familien-Alltag integriert werden können und was sie alles bewirken. Wenn du bereits in Achtsamkeit geübt bist, wirst du zusätzlich zwischen den Zeilen Anregungen zur Vertiefung deiner täglichen Praxis finden. Ich wünsche dir viele neue Impulse und — um mit meinem Lehrer, Zen-Meister Thich Nhat Hanh, zu sprechen — viele «wundervolle Augenblicke».

Das dreiteilige Yoga-Abendritual, das Mama und Maitri durchführen, habe ich in meinem Buch «It's Buddha Time. Mit Yoga die Kinder glücklich ins Bett und endlich Stille für mich» (2017) entwickelt. Die Geschichte «Yoga, Mond & Sterne» ist die beispielhafte Anwendung dieses Rituals in einer Familie mit drei Kindern.

Im ersten Schritt, dem Asana-Teil des Rituals, werden sowohl sanfte als auch kraftvolle Yogahaltungen geübt. Durch gezielte körperliche Aktivität können sich Kinder von starken Emotionen wie Wut, Angst, Anspannung, Traurigkeit befreien. Kinder, die vor dem Einschlafen eine Möglichkeit erhalten, sich körperlich zu erleben und auszudrücken, finden viel leichter zur Ruhe als solche, die sich wenig bewegen. Yoga fördert Konzentration, Koordination, Beweglichkeit, Ausgeglichenheit, Kraft, Balancefähigkeit und macht zudem noch gute Laune.

Im zweiten Schritt, dem Entspannungs-Teil des Rituals, führen Traumreisen, achtsames Gespräch, positives Denken, gemeinsames Singen und Massagen die Kinder in eine tiefe Entspannung.

Im dritten Schritt, dem Meditations-Teil des Rituals, ergibt sich das Loslassen und Einschlafen fast wie von selbst. Kinder, die nach der Entspannung noch nicht eingeschlafen sind, dürfen die beruhigende Meditation des vor dem Bett sitzenden Erwachsenen erleben und reisen spätestens dabei behütet ins Land der Träume.

Wesentlich bei der Durchführung des Yoga-Abendrituals ist die Begleitung des Kindes durch eine Bezugsperson. In unserem terminbeladenen Alltag übersehen wir oft Gelegenheiten, die Kinder in achtsamer Offenheit zu erleben und ihnen Zeit zu schenken. Zeit, die einzig und allein für sie da ist. Die Phase vor dem Einschlafen, wenn alle Aufgaben des Tages erledigt sind, ist hierfür ein besonders guter Zeitpunkt. Achtsames Yoga bietet den Rahmen, um eine Herz-zu-Herz-Begegnung zwischen Klein und Groß entstehen zu lassen. Mit «Yoga, Mond und Sterne» ist eine solche Begegnung auf zweierlei Weise möglich:

Zum einen kannst du den rituellen Dreierschritt als Anregung nehmen und diesen zusammen mit deinem Kind selbst aktiv am Abend durchführen. Dabei dienen die Geschichten dieses Buches als Orientierung. Du kannst sie auch erzählen, wenn ablesen und «yogen» zeitgleich für dich (noch) nicht möglich ist. Auch beim vorbereitenden Aufräumen des Kinderzimmers ist es möglich, immer wieder einzelne Yogahaltungen einzunehmen, ganz so, wie Maitri es in der Geschichte macht. Anschließend kannst du dein Kind mit dem Goldtröpfchen massieren, mit ihm singen und zum Abschluss selbst meditieren, während dein Kind einschläft. Das ist der Ursprungsgedanke hinter dem dreiteiligen Yoga-Abendritual und der Grund, aus dem ich diese Geschichte geschrieben habe. Sie sollte eine Vorlage sein für ein inniges Zusammensein von Eltern und Kind(ern) zur Bettgeh-Zeit.

Zum anderen kannst du aber auch einfach neben deinem Kind auf der Bettkante sitzen und das Buch vorlesen. Die Stimmung, die sich im Raum ausbreitet, wenn du durch die Geschichte gemeinsam mit deinem Kind in das Abendritual von Maitri und Mama eintauchst, wirkt. Sie trägt dazu bei, dein Kind sanft in den Schlaf zu begleiten und lässt auch dich mit der Zeit tief entspannen.

Zum Schluss bleibt die große Frage: Was genau ist das Geheimnis eines solchen Yoga-Abendrituals? Die gemeinsamen Erfahrungen von Eltern und Kindern? Das kreativ-achtsame Ausprobieren? Die Entspannung? Die innige Herz-zu-Herz-Begegnung? Das wird an dieser Stelle nicht verraten. Probiere es einfach zusammen mit deinen Lieben aus!

Ich wünsche allen großen und kleinen Yogis und Yoginis viel Freude und Frieden am Abend.

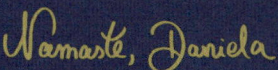

Namasté, Daniela

Anleitung zum Yoga-Abendritual

Für alle, die nach der Lektüre von «Yoga, Mond und Sterne» genauso üben möchten wie Maitri und ihre Familie in diesem Buch, sind hier noch einige Tipps.

Yogaspielen

Jede Yogahaltung hat eine Vielzahl komplexer Wirkungen auf den Körper, aber auch auf den Geist und auf Gefühle. Eine der Hauptwirkungen der Asanas dieses Buches ist nachfolgend jeweils aufgeführt. Du findest die Anleitung zur Asana auf der angegebenen Seite.

Die Asanas dieses Buches

Wer vor dem Einschlafen viel Bewegung braucht und seinen Herzschlag spüren möchte, ist mit der Yoga-Geschichte auf Seite 52 gut beraten. Hier muss schnell zwischen unterschiedlichen Haltungen gewechselt werden. Ein lustiges Yoga-Versteckspiel zum Nachmachen ist auf Seite 62. Und natürlich kann jeder auch mit Yoga aufräumen. Ab Seite 24 zeigt Maitri, wie das geht — und ehrlich gesagt: Mit Yoga macht sogar das Aufräumen Spaß. Probiert es aus!

Entspannung & Achtsamkeit

Die «geheimen Buddha-Tricks» helfen dabei, entspannter und achtsamer zu werden. An den Buddha-Trick, der Wut und Traurigkeit verwandelt, erinnert sich Maitri auf Seite 22 und auf Seite 69 wird der Buddha-Trick erklärt, der Vorurteile und negative Bewertungen auflöst. Wie man Achtsamkeit während alltäglicher Handlungen übt, steht auf Seite 66 und auf Seite 88.

Ein klangvolles Mantra zur Herz-Öffnung ist auf Seite 70 zu finden. Und natürlich darf zur Entspannung die Goldtröpfchen-Massage nicht fehlen. Maitris Mama zeigt auf Seite 66, wie sie geht, und singt dort auch das Goldtröpfchen-Lied. Die Traumreise mit dem kuscheligen Eselchen auf Seite 72 ist für alle Tierliebenden die Krönung der Entspannung. Sie macht nicht nur Mut, sondern lädt auch zum Liegenbleiben, Träumen und Einschlafen ein.

Achtsamkeitsmeditation

Während die Buddha-Tricks kurze Meditationsimpulse für Klein und Groß sind, ist die Achtsamkeitsmeditation für Erwachsene gedacht, die neben ihren einschlafenden Kindern länger meditieren möchten. Die Anleitung steht auf Seite 87. Hierzu aber noch ein Tipp: Lies immer genau eine Zeile. Dann schließe die Augen und übe konzentriert nach dieser Anleitung. Bewege sie innerlich in der Stille. Nimm dir Zeit! Wenn du bereit bist, lies die nächste Zeile und übe genau so weiter ...

Enjoy!

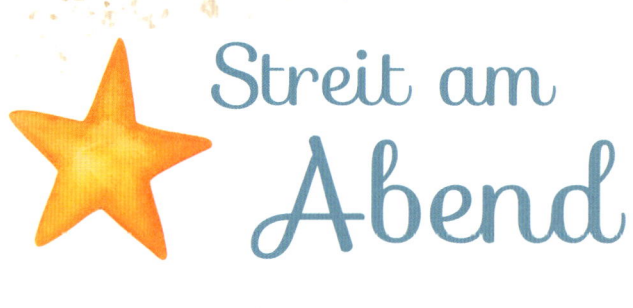

Streit am Abend

Maitri malt ein rotes Bild. Mit Tomatensauce. Zusammen mit ihren beiden Geschwistern Jakob und Lenchen sitzt sie am Abendbrot-Tisch und blickt auf ihren leeren Teller, in dem noch ein klitzekleines bisschen Tomatensauce übrig ist. Alle Nudeln sind schon in ihrem Bauch, aber sie will noch den allerletzten Rest der Tomatensauce herauslöffeln. Die roten Bilder, die sie dabei mit ihrem Löffel in den Teller kratzt, sind zu schön, um damit aufzuhören.

«Räum doch jetzt endlich bitte die Spülmaschine ein, Maitri!» Mamas Stimme ist ungeduldig und ziemlich laut, doch Maitri hört sie nicht. Sie malt. Nur noch einen letzten Rest Sauce auf den Löffel kratzen. Mhhh! Maitri leckt ihren Löffel ab. Fertig! Jetzt Nachtisch, dann Spülmaschine. Sie hebt den Kopf und sieht gerade noch, wie Jakob das letzte Stück Schokolade genüsslich in seinen Mund schiebt. Grinsend. Ohne zu teilen! Total gemein. Die Schokolade, die Frau Bruns von nebenan ihnen gestern geschenkt hatte. Sie war für alle drei! Nicht nur für Jakob. Sie war Maitris Nachtisch!

«Spinnst du? Das war mein Stück!», schreit Maitri. «Gar nicht!», brüllt Jakob.

Schon geht es los. Zwischen Jakob und Maitri wird es lauter und lauter. Und dann schimpft auch noch Mama, weil Maitri die Teller nicht einräumt, sondern mit ihrem Bruder streitet, und auch, weil deshalb Lenchen gleich anfängt zu weinen, statt ihren Brei aufzuessen.

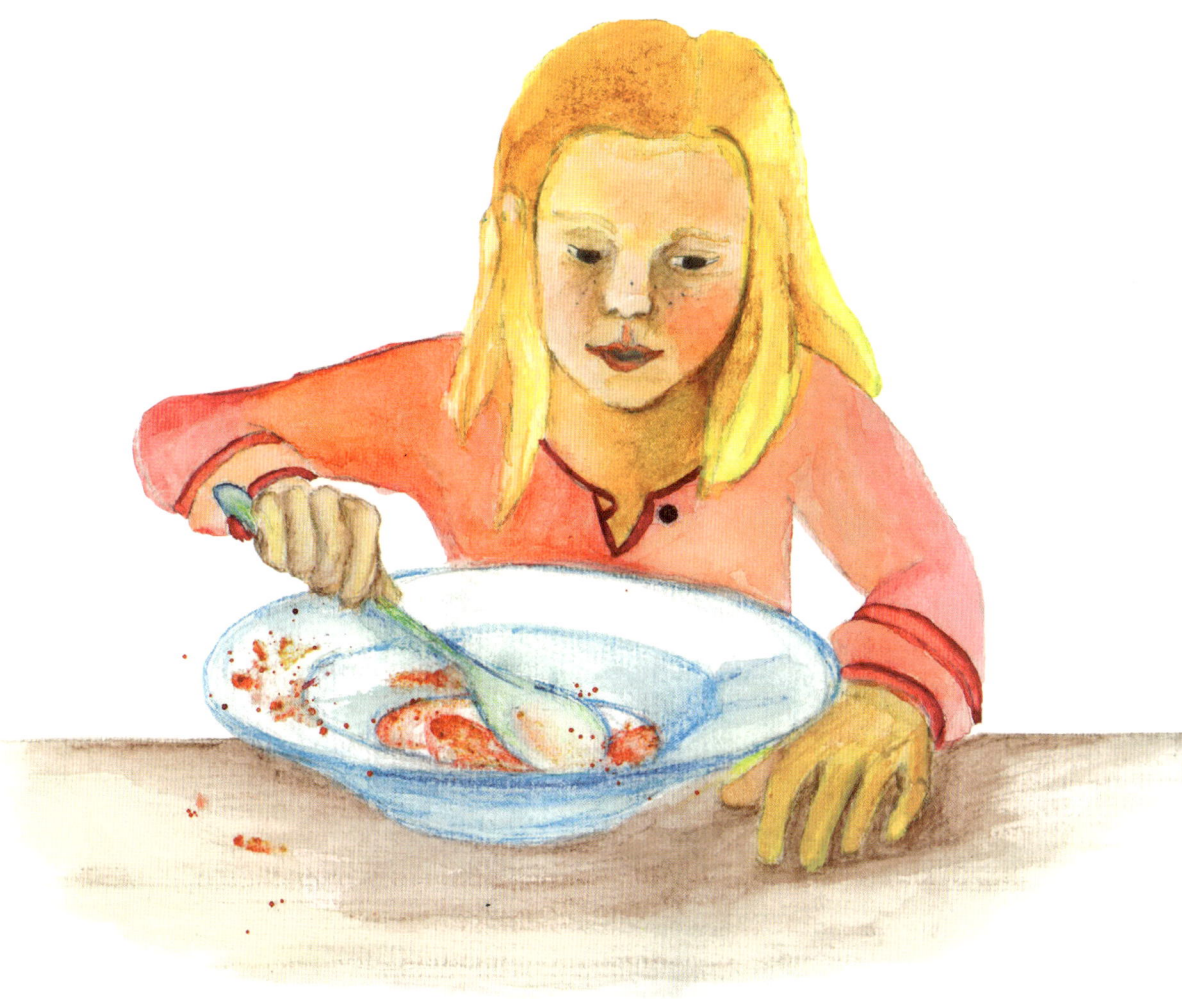

Papa kommt in dem Moment nichtsahnend vom Einkaufen nach Hause. Unter dem Arm das Brot und in jeder Hand eine bis an den Rand gefüllte Tasche stolpert er über Jakobs Skateboard, das mal wieder mitten im Eingang liegt. Fluchend fängt er sich gerade noch so ab. Schnaufend stellt er beide Taschen neben das Skateboard und läuft dann genau hinein in diesen Wirbelsturm aus Wut und Schreien. Lenchen jammert laut, Jakob brüllt zornig: «Das war meine Schokolade!», und von Mama kann man in all dem Gebrülle besonders drei Worte hören: «Spülmaschine», «Maitri» und ziemlich oft das Wort «ich».

«Mensch, Maitri! Nie machst du deine Aufgaben!», sind Papas erste Worte, noch bevor er Jacke und Schuhe ausgezogen hat. Dann befreit er Lenchen aus ihrem Hochstuhl und nimmt sie tröstend auf den Arm.

Maitri springt auf und flüchtet in ihr Zimmer. So ungerecht! So gemein! Er hat ja überhaupt keine Ahnung! Niemand hat eine Ahnung! Sie knallt die Tür hinter sich zu und bahnt sich durch Unordnung einen Weg zum Schreibtisch. Weinend lässt sie sich auf ihren Stuhl fallen. Obwohl die Tür zu ist, kann sie Mama in der Küche schimpfen hören. Maitri hält sich die Ohren zu.

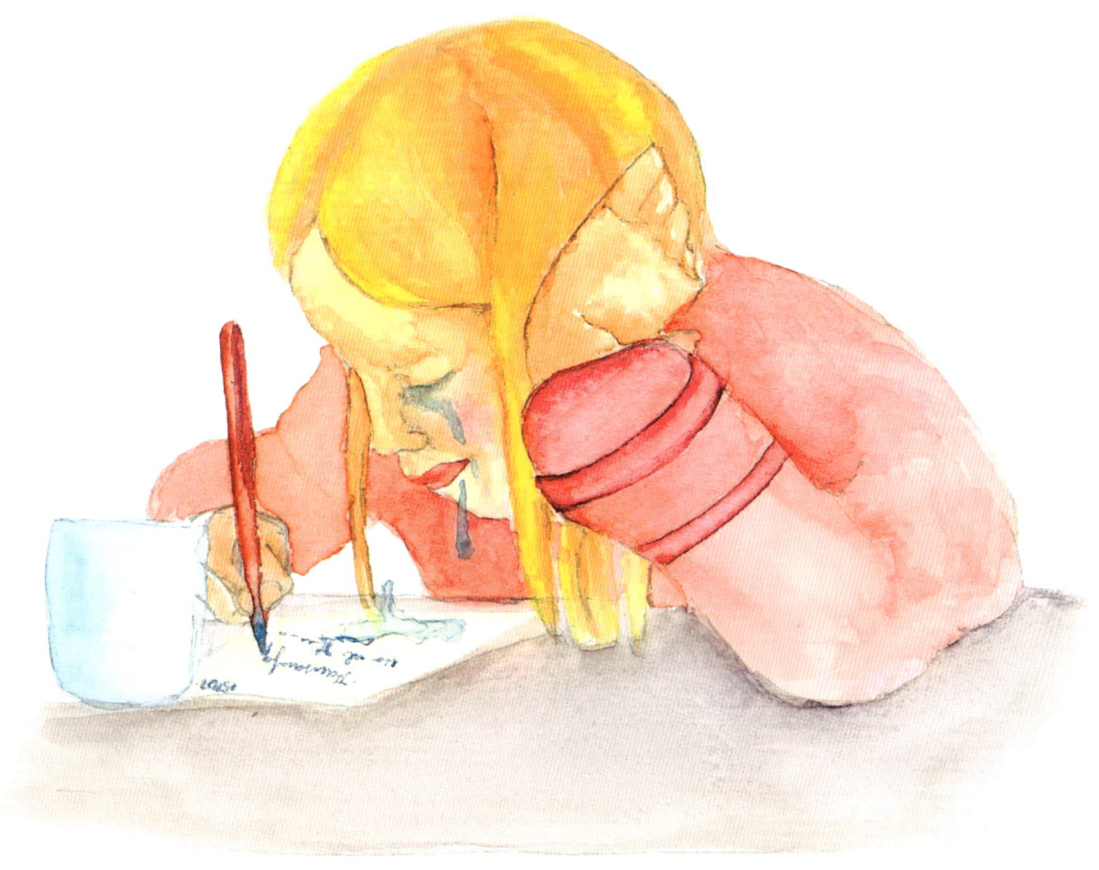

Lauschen und Schleichen

Einige Minuten später sitzt Maitri immer noch schluchzend an ihrem Schreibtisch. Sie nimmt die Hände von den Ohren und lauscht. In der Küche ist es nun still. Mama schimpft nicht mehr. Maitri legt ihre Hände auf das Gesicht. Sie spürt, wie Tränen über ihr Gesicht in die Hände laufen. Salzige Tränen. Als sie den Kopf senkt und auf den Schreibtisch schaut, bekommt sie einen Schreck. Ihre Hausaufgaben sind von den Tränen ganz verschmiert. Manche Zahlen kann man schon gar nicht mehr erkennen. Egal. Die Hausaufgaben sind sowieso falsch. Seit Frau Seemann, ihre geliebte Klassenlehrerin, wegziehen musste und der neue Lehrer da ist, hat Maitri das Gefühl, überhaupt nichts mehr zu verstehen. Leise weint sie weiter. Auch, weil Frau Seemann nicht mehr da ist. Auch, weil nun Herr Moser ihr neuer Lehrer ist.

Nach einiger Zeit rollen die letzten langsamen Tränen über ihre Wangen. Sie nimmt die Hände vom Gesicht und putzt die triefende Nase am Ärmel ihres Pullovers ab. Wie in Zeitlupe schleicht sie zur Tür, öffnet sie einen Spalt breit und lauscht. Von ihren Geschwistern keine Spur. Vorsichtig

16

schlüpft sie aus dem Zimmer. Obwohl bei jedem Schritt der Holzboden ver-
räterisch knarrt, scheint niemand sie zu bemerken. Dann hört sie Stimmen.
Mama und Papa sind immer noch in der Küche. Da schleicht sie noch ein
Stück weiter und hockt sich neben den Schuhschrank im Flur. Die Einkaufstaschen stehen immer noch unausgepackt neben dem umgekippten Skateboard. Mama und Papa reden sehr leise in der Küche. Maitri muss ganz
schön die Ohren spitzen, um überhaupt etwas zu verstehen: «... kann wirklich so nicht weiter gehen», schnappt sie einige Worte auf und «früher haben wir das doch auch ...», und dann noch «Maitri», immer wieder «Maitri».

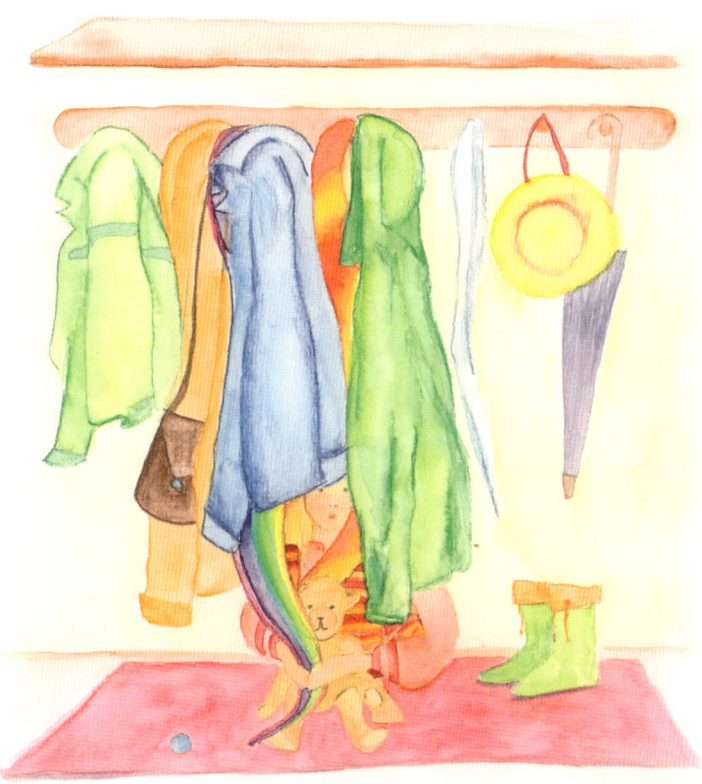

Sie spürt die große Wut wieder aufsteigen. Wie eine Welle. «Maitri, Maitri, Maitri!» Total ungerecht. Dann ist es mit einem Mal völlig still in der Küche. Maitri starrt auf die Einkaufstaschen. Nach einer Weile fragt sie sich, ob ihre Eltern überhaupt noch in der Küche sind. Müssen sie ja, es gibt nur eine Tür und die kann sie sehen. Merkwürdig. Doch da hustet Papa plötzlich. Maitri zuckt zusammen. Sie sind noch dort! Doch wieder wird es total still.

Vorsichtig gibt Maitri ihr Versteck hinter dem Schuhschrank auf und schleicht etwas näher an die Küchentür heran. Was machen die da? Jetzt steht sie neben der Garderobe, gut von Mamas Mantel verdeckt. Sie stellt sich auf die Zehenspitzen, kann aber nicht zur Küche hereinschauen. Stille in der Küche. Sie müssen aber noch drin sein, das kann doch nicht sein. Maitri hält den Atem an und lauscht angestrengt. Niemand regt sich. Komisch.

Dann quietscht es plötzlich. Ein Schreck durchfährt Maitri. Das bekannte Geräusch. In der Küche werden Stühle über den Fliesenboden geschoben und das heißt, dass Mama und Papa jetzt vom Tisch aufstehen. Ihr Herz klopft wild. Sie will nicht beim Lauschen erwischt werden. Noch bevor ihre Eltern gut gelaunt die Küche verlassen, schafft sie es, schnell in ihr Zimmer zurück zu rennen. Die letzten Worte zwischen Mama und Papa hört sie nicht mehr: «... in Ruhe zusammen Abendbrot essen und abends wieder Yoga spielen.»

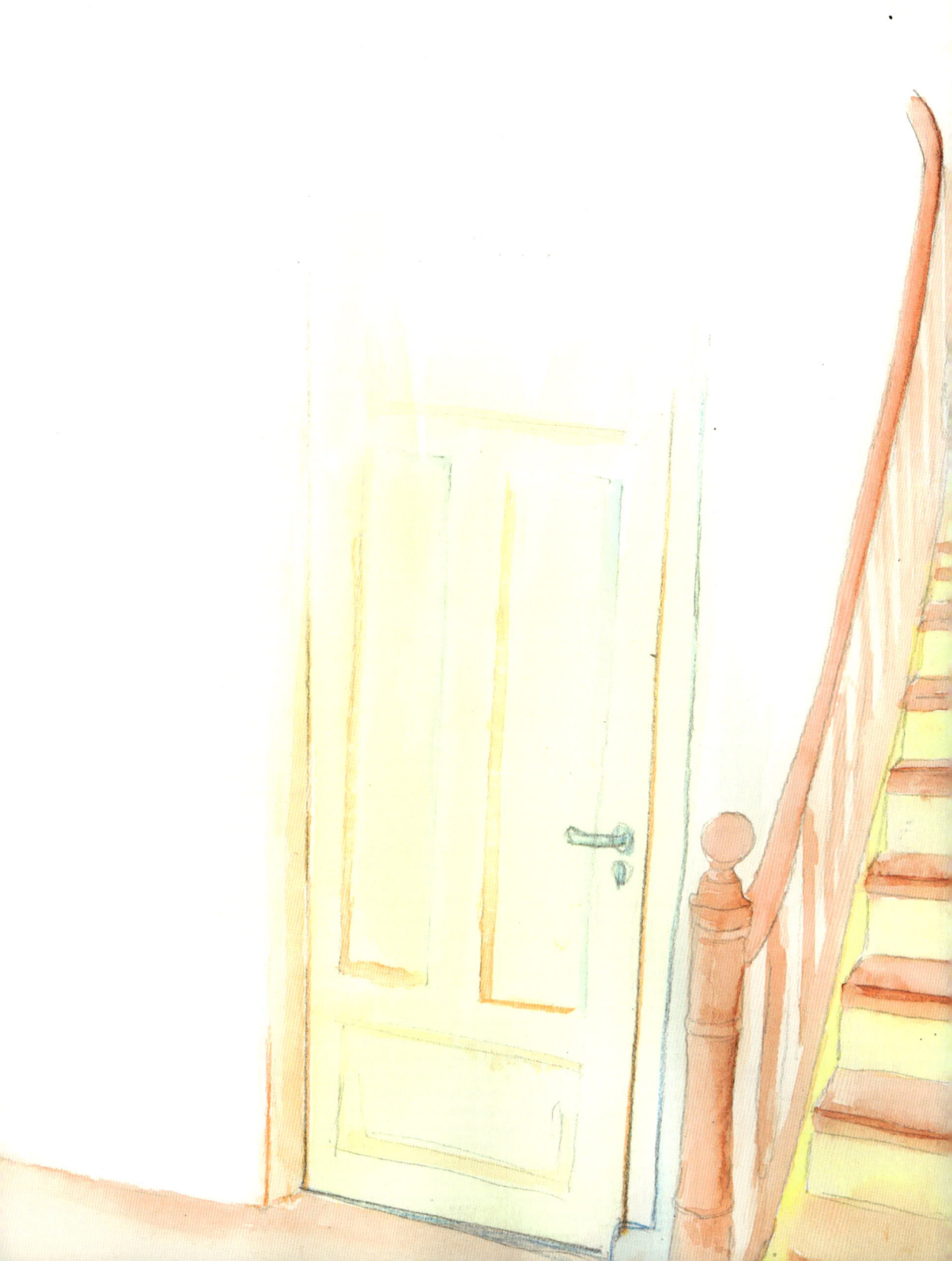

Der geheime Buddha-Trick

Leise klopft es an Maitris Tür. Sie kauert wie versteinert auf dem Boden zwischen den Spielsachen. Es klopft wieder. Maitri wäre am liebsten unsichtbar. Langsam bewegt sich die Türklinke nach unten. Die Tür öffnet sich und Mama schaut ins Zimmer herein. Es dauert eine Weile, bis sie Maitri in der Unordnung erblickt.

«Darf ich reinkommen?»

Ohne Antwort verschränkt Maitri die Arme vor der Brust und blickt auf das Spielzeug neben ihren Füßen. Irgendwie ist sie ein klitzekleines bisschen froh, dass Mama gekommen ist. Aber irgendwie ist sie auch noch ganz schön wütend oder traurig oder beides. Will sie überhaupt, dass Mama hereinkommt? Doch bevor sie anfangen kann, darüber nachzudenken, ist Mama auch schon im Zimmer. Sie setzt sich auf Maitris Bett und beginnt zu erzählen. Darüber, dass sie eben sehr aufgebracht war und alles in ihr gebrodelt hat. Sie hatte nämlich heute auf der Arbeit eine sehr schwierige Aufgabe, die sie ganz müde gemacht hat. Deshalb war sie so froh, endlich

20

gemütlich zu Hause zu sein. Aber gemütlich war es da gar nicht, denn niemand hat ihr in der Küche geholfen, alle haben sich gestritten und geschrien, so lange, bis sogar Lenchen geweint hat und deshalb noch nicht einmal ihren Brei aufessen konnte. Da war sie so wütend, dass es sich anfühlte, als wäre ein riesiger überkochender Hexenkessel in ihrem Bauch.

Das kann Maitri gut verstehen, denn den überkochenden Hexenkessel spürt sie in sich auch. Sogar jetzt noch. Ein bisschen Dampf steigt immer noch hoch und zwischendurch brodelt es auch immer wieder gefährlich. Er kann jederzeit wieder überkochen.

«Jetzt kocht mein Hexenkessel aber nicht mehr», sagt Mama sanft. «Ich habe nämlich eben unseren geheimen Buddha-Trick gemacht.»

Maitri hebt den Kopf. Sie kennt den Buddha-Trick! Den Mama-Papa-Maitri-Geheimtrick. «Bei sowas hilft der nicht!», sagt sie trotzig und wischt noch einmal mit dem Ärmel ihres Pullovers unter der Nase entlang. Als Mama nicht reagiert, bekräftigt sie nochmals. «Der hilft nicht.»

«Es hilft nicht, ihn nur zu kennen, man muss es schon machen!» Mama schaut Maitri auffordernd an. «Wollen wir es zusammen versuchen?»

Maitri steht langsam vom Boden auf und setzt sich etwas entfernt neben Mama auf die Bettkante, aber nicht, um mit Mama den Buddha-Trick zu machen. Nur so. Weil es auf dem Bett gemütlicher ist.

«Immer bin ich an allem schuld.» Maitri kickt mit ihrem Fuß den kleinen Ball, der auf dem Boden vor ihrem Bett liegt, quer durch das Zimmer. «Immer darf Jakob alles, und ich darf nichts. Da hilft der Buddha-Trick auch nicht.»

Mama nickt und dann spricht sie in aller Ruhe mit Maitri über den Streit beim Abendessen. Sie weiß jetzt, dass Maitri ihren Teller noch gar nicht ganz leer gegessen hatte und eigentlich auch die Teller noch in die Spülmaschine einräumen wollte. Sie weiß, dass es ungerecht war, mit Maitri zu schimpfen. Mama legt ihre Hand auf Maitris Arm. «Entschuldigung!», sagt sie und schaut ihre Tochter dabei liebevoll an.

Maitri schweigt. Langsam wird ihr klar, was Mama und Papa da eben in der Küche gemacht haben, als es so still war. Deswegen konnte sie nichts hören: Sie haben den Buddha-Trick gemacht! Dann seufzt sie leise. «Na gut. Ich kann's ja mal mit dem Buddha-Trick versuchen.»

Langsam klemmt sie sich eine Haarsträhne hinter das Ohr, setzt sich aufrecht hin und schließt die Augen. Dann atmet sie einmal ganz tief ein und wieder aus. Sie spürt zuerst ihre Hände, nur ihre Hände. Dann ihre Füße, nur ihre Füße. Und dann, wie sie atmet. Ein ... aus ... ein ... aus. Maitri wird ruhig und bemerkt, wie schön warm es ihr ist und wie sich beim Atmen der Bauch bewegt. Hoch ... runter ... hoch... runter. Der Buddha-Trick geht in Mamas Arm ganz leicht. Ups, wie ist sie denn in Mamas Arm gelandet? Egal. Sie kuschelt sich an Mama an und spürt mit einem Mal, dass der Hexenkessel in ihrem Bauch nicht mehr da ist. Weggezaubert. Einfach so. Es brodelt

und schäumt nicht mehr. Wo vorher der schwere Hexenkessel war, fühlt es sich nun ganz leicht an. Ja, da ist nun eine weiche Wolke, die vom sanften Wind bewegt wird. Maitri lächelt, ihr geht es jetzt wieder viel besser – und Mama auch. Eine Weile kuscheln sie warm und weich aneinander, ganz still. Beide sind froh, dass sie sich nach dem Streit wieder vertragen haben.

«Weißt du was?», sagt Mama und an ihrem Tonfall erkennt Maitri, dass sie jetzt etwas sagen wird, das mindestens so gut ist wie eine Schneeball-schlacht oder Omas Schokoladenpfannkuchen. Und tatsächlich: «Wir beide spielen jetzt Yoga», verrät Mama ihre Idee.

Begeistert gibt Maitri ihr einen dicken Kuss mitten auf die Stirn. «Auja! Das haben wir so lange nicht gemacht. Ich such' das Yogabuch und räum' ein bisschen den Boden frei. Dann haben wir genug Platz.»

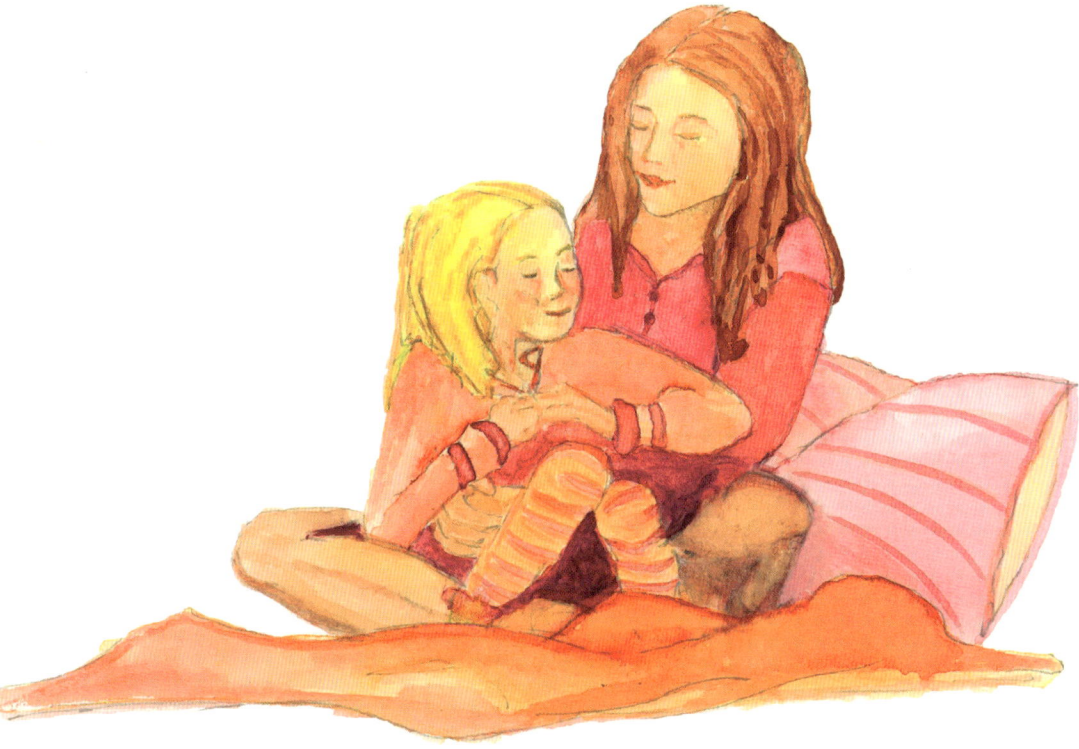

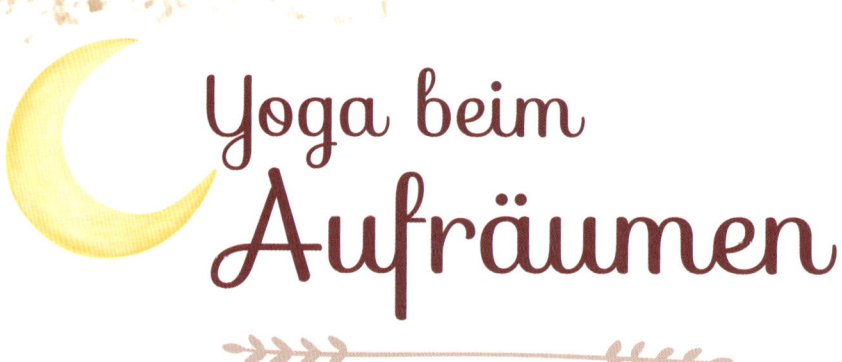

Yoga beim Aufräumen

Während Mama allen anderen Gutenacht sagt und ihre kuschelige Yoga-hose anzieht, macht sich Maitri mit großem Tatendrang ans Aufräumen, um Platz vor ihrem Bett zu schaffen.

Sie kniet sich auf den Boden, legt alle Spielpferde und Ritter in die Holz-kiste zurück. Nur der Schimmel und seine Reiterin liegen etwas weiter am Fenster, so dass sie zu ihnen hin krabbeln muss. Dabei fällt ihr auch gleich die erste Yogaübung ein. Sie bleibt auf allen Vieren am Boden knien und atmet tief ein. Beim Ausatmen macht sie mit ihrem Rücken einen großen Katzenbuckel. Im Yoga heißt diese Übung **Katze**.

Dann lässt sie den Rücken wieder entspannt sinken. «Katze Maitri» macht nacheinander immer wieder einen Buckelrücken und entspannt danach. Insgesamt drei Mal hebt sich der Katzenbuckel, dann muss sich Maitri wieder ausruhen!

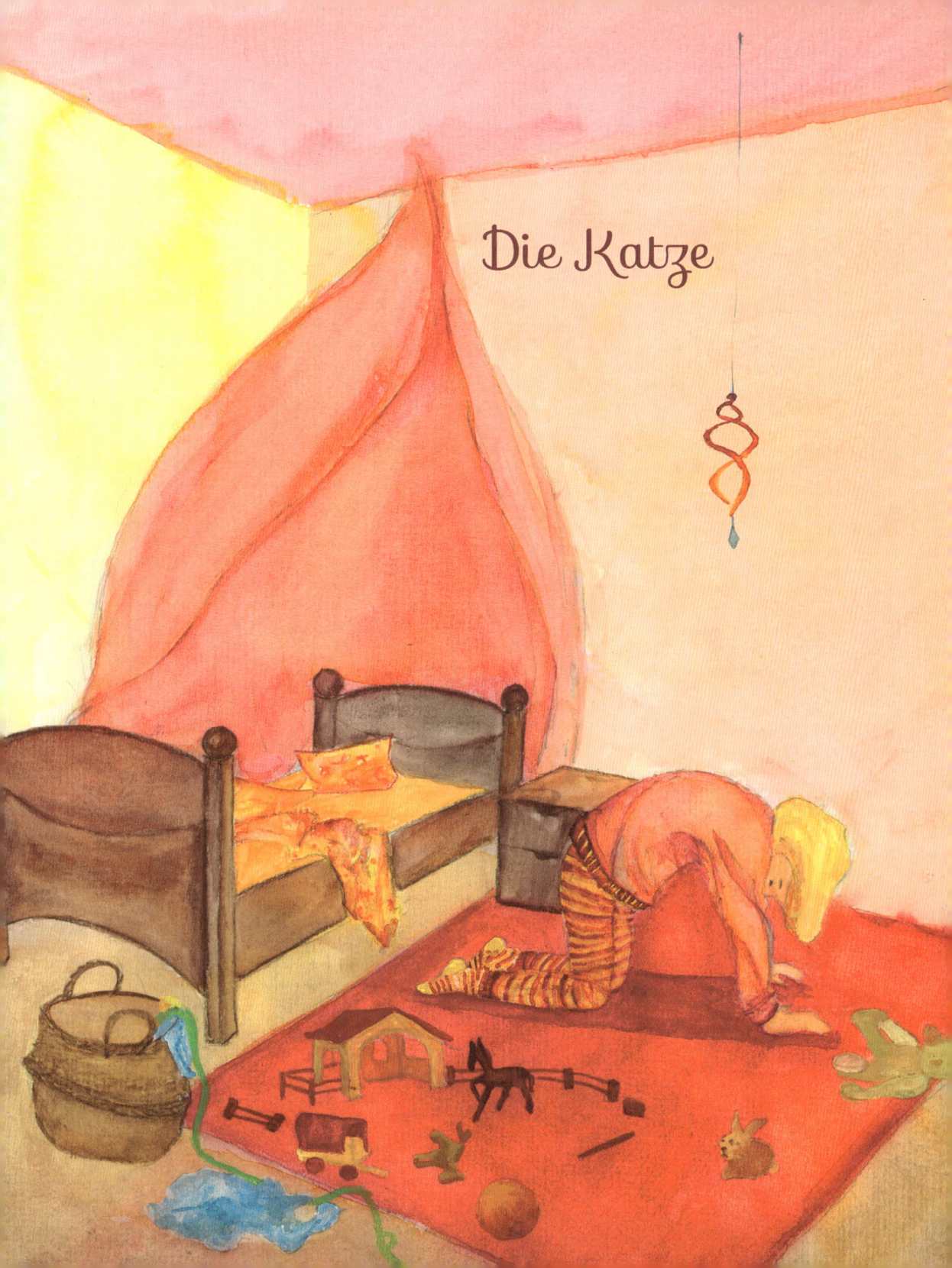

Die Katze

Der Hase

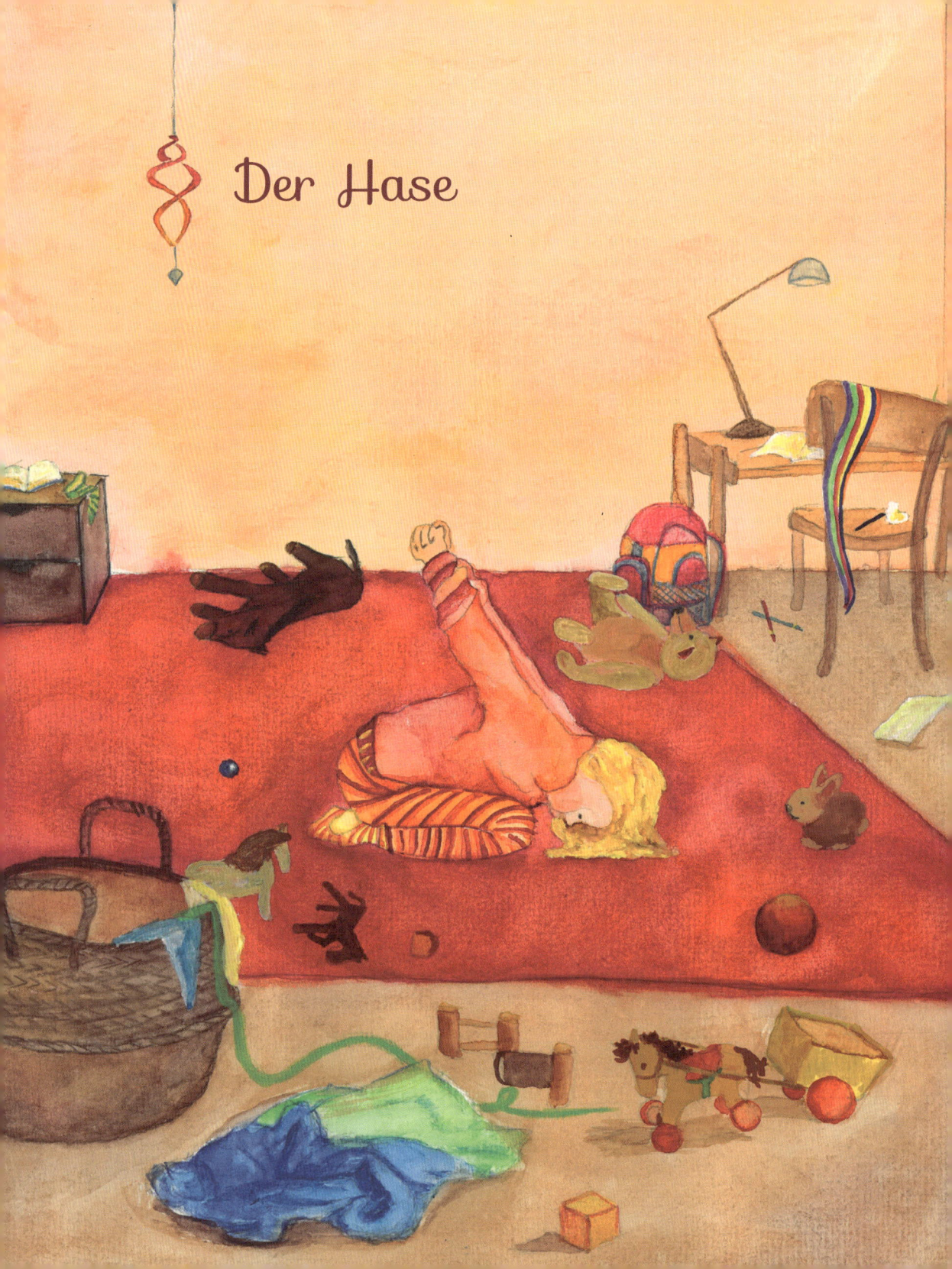

Sie setzt sich mit dem Po auf ihre Fersen und legt die Stirn auf den Boden. Ihre Hände sind neben den Füßen. Von dort aus hebt sie die Hände höher bis auf den Po und faltet die Finger ineinander. Jetzt sind ihre Hände fest miteinander verbunden. Langsam führt Maitri die Hände noch höher und streckt auch die Arme ganz hoch, so hoch sie kann. Ihre Arme sehen nun aus wie lange Hasenohren.

Der **Hase** sitzt ruhig da und bewegt sich kaum.

Maitri liebt Hasen. Ihr weiches Fell, ihre dunklen Augen. Der Hase, den sie sich jetzt vorstellt, ist weiß mit einigen grauen Flecken. Er sitzt auf einer grünen Wiese und mümmelt genussvoll an einem Löwenzahnblatt. Immer mal wieder hört er auf zu kauen und blickt auf das Gras. Dann mümmelt er wieder weiter.

Schon nach kurzer Zeit fühlt sich Maitri sehr ruhig. Sie spürt die Stille ihres Körpers und bemerkt, dass sie sanft ein- und ausatmet. Der Hase ist so friedlich!

Doch dann werden ihre Arme müde. Maitri lässt sie langsam wieder nach unten auf den Rücken sinken. Sie verwandelt sich zurück in die Katze und macht ein letztes Mal den großen Buckel.

Noch während sie den Katzenbuckel spürt, fällt ihr eine andere Yogahaltung ein, der **Hund**. Sie drückt ihre Hände noch kräftiger in den Boden, hebt die Knie vom Boden, streckt sie und schiebt ihren Po so hoch, als wolle er hinauf bis in den Himmel. Das ist ein ganz schönes Stück Arbeit. Maitri muss tief atmen, um länger so zu stehen.

Der Hund ist schwarz und hat ein wuscheliges Fell. Er streckt sich nach seinem Mittagsschlaf erst einmal ausgiebig und gähnt. Dabei schaut der Maitri-Hund unter seinem Körper durch und sieht seine Füße, pardon: seine Pfoten, … aber – oh weh – auch die ganze Unordnung auf dem Fußboden. Maitri wollte ja aufräumen!

Vorsichtig lässt sie ihre Knie wieder nach unten auf die Erde sinken, krabbelt etwas weiter vor und sammelt noch den Schimmel und seine Reiterin ein.

Dann stellt sie die Kiste mit Pferden auf das Regal neben dem Fenster und blickt nach draußen. Dort steht die Sonne schon tief, es wird bald dunkel werden. «Schlafens-Zeit ist Yoga-Zeit», hat Mama früher immer gesagt. Und jetzt würden sie endlich wieder zusammen Yoga spielen. Maitri fühlt ein glückliches Kribbeln im Bauch.

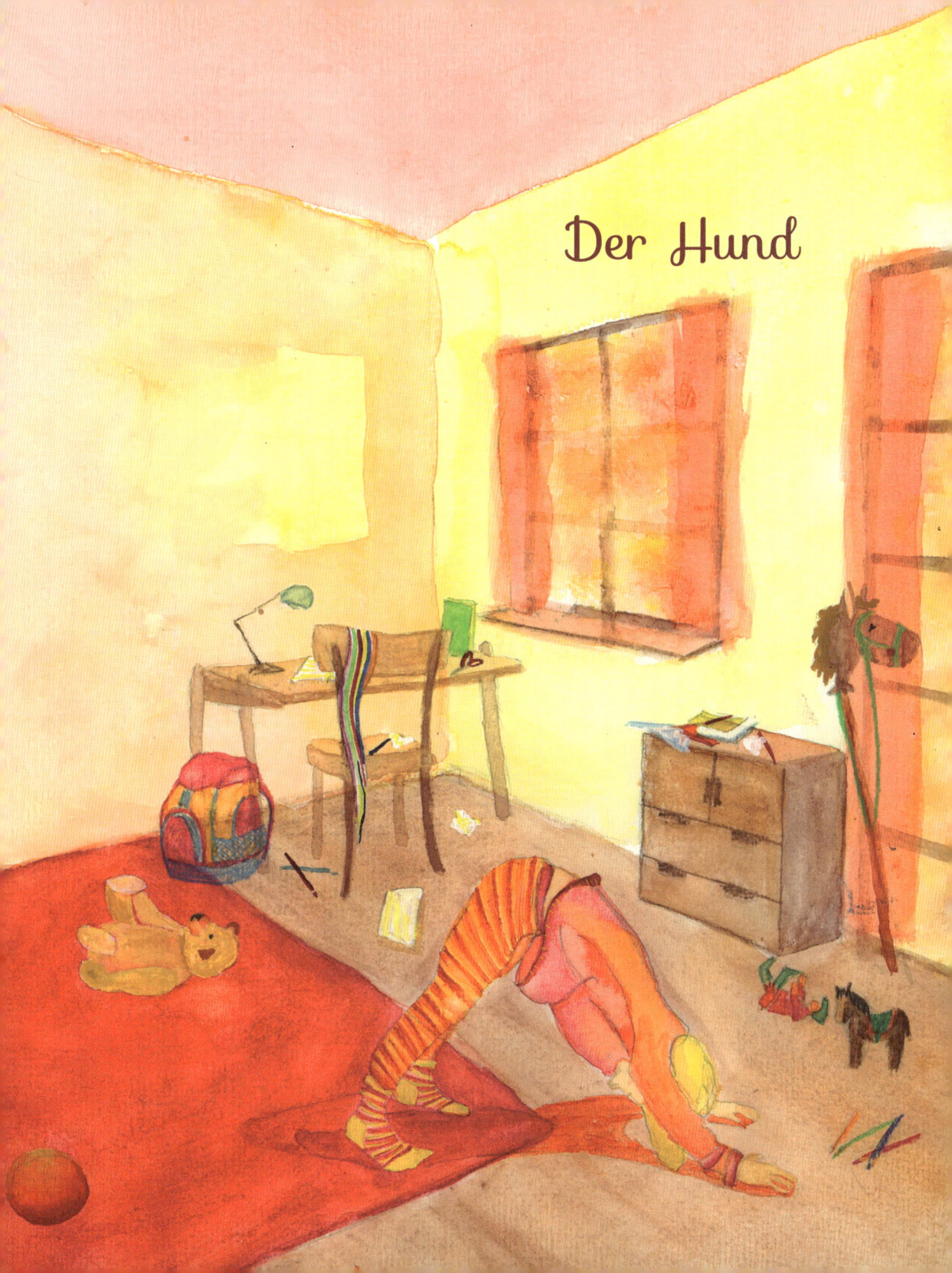

Der Hund

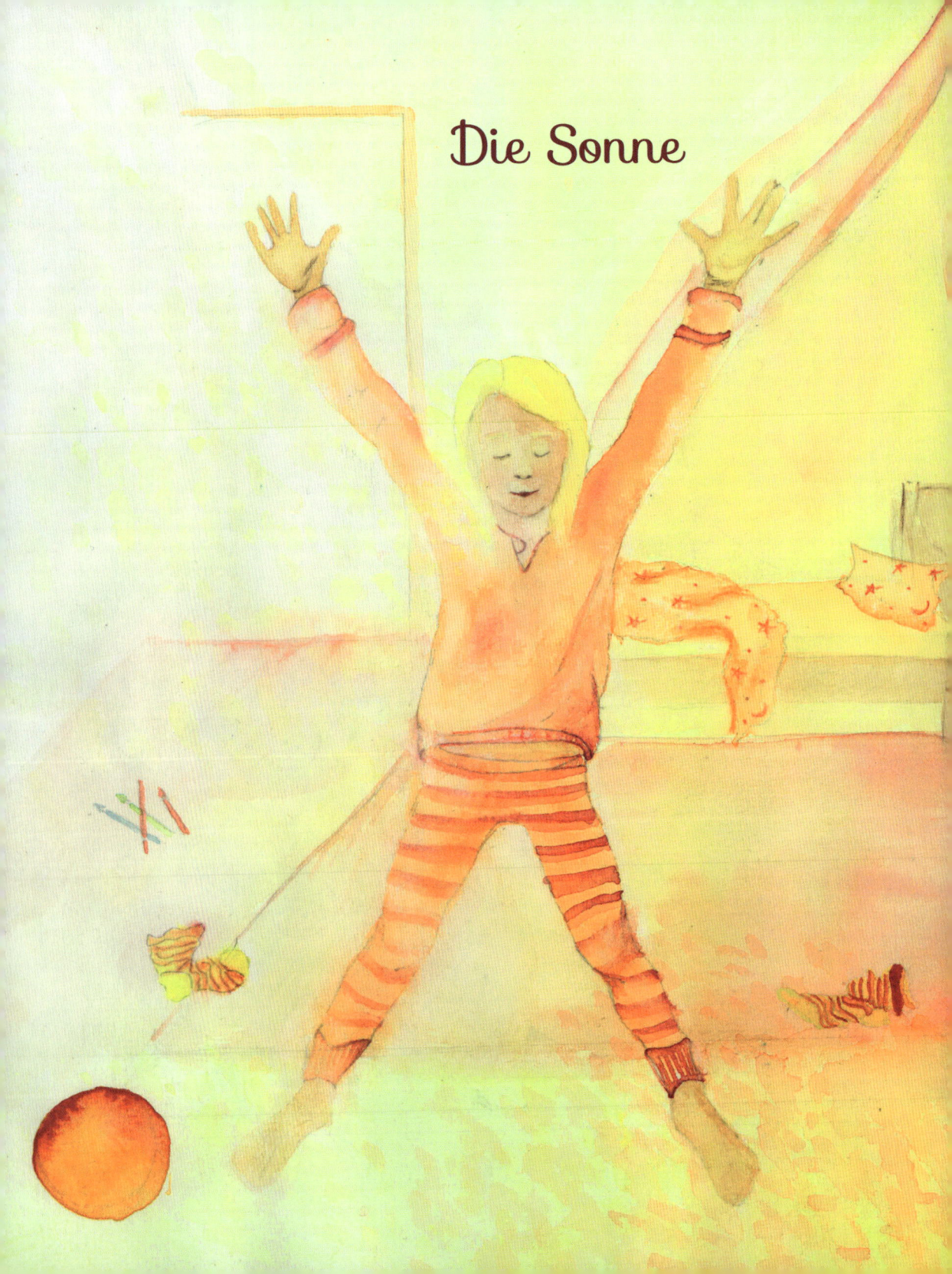

Die Sonne

Die letzten Sonnenstrahlen, die durch das Fenster scheinen, kitzeln sie an der Nase. Da erinnert sie sich an die Yogahaltung **Sonne**: Beide Beine weit auseinander in eine Grätsche. Hoppla! Das ist mit den Socken ganz schön rutschig. Also zieht sie ihre Socken aus und versucht es noch einmal. Viel besser. Jetzt haben ihre Füße einen guten Halt. Sie schließt die Augen, hebt ihre Arme hoch und öffnete sie genauso weit wie die Beine. Arme und Beine sind Maitris Sonnenstrahlen, die alles um sie herum wärmen.

Maitri strahlt hell.

Hinter ihren geschlossenen Augen spürt sie das Licht der Sonne und die Wärme auf ihrem Gesicht. Sie wird zu einer wunderschönen Sonne, die allen Blumen, Bäumen und Tieren Wärme schenkt. Hoch im Himmel, bei den Wolken.

Eine ganze Zeit steht Maitri so am Fenster, bis es etwas kühler wird und sich das Licht verdunkelt. Maitri blinzelt. Gerade ist die Sonne hinter dem Dach des Nachbarhauses verschwunden. Jetzt aber weiter aufräumen!

Sie ist dabei, die Stifte aufzuheben, als Papa mit Lenchen auf dem Arm in ihr Zimmer kommt. «Gute Nacht, meine Große, schlaf schön», sagt Papa. Noch bevor er ihr einen Gutenachtkuss geben kann, streckt Lenchen ihre Ärmchen aus. Sie will unbedingt noch einmal auf Maitris Arm.

Maitri hebt die kleine Schwester hoch und lässt es sich sogar gefallen, dass Lenchen gleich ihre Finger in Maitris Haare hinein wuschelt. «Heee», quietscht Maitri, «jetzt nicht mit meinen Haaren spielen, Lenchen. Auf ins Bett, die Sonne schläft schon. Kuschel-Schätchen wartet auf dich.» Da streckt Lenchen ihre Arme zurück zu Papa, der sie wieder zu sich nimmt. Er küsst Maitri und sagte mit einem Augenzwinkern: «Na dann, viel Spaß mit Katze, Hund und Baum.»

«Danke!» Maitri stellt sich auf ein Bein und wird sofort zum **Baum**. Sie verwurzelt sich ganz fest in die Erde. Tiefe Wurzeln, starker Stamm. Den Fuß des anderen Beines setzt sie hoch an den Oberschenkel und hebt die Arme über den Kopf. Papa lacht. «Ah, da ist ja schon der Baum», stellt er fest und winkt, während er mit Lenchen auf dem Arm vorsichtig einige Schritte rückwärts läuft. Maitri winkt ihm mit hoch erhobenen Händen zurück.

Dann legt sie die Handflächen zu einer schönen Baumkrone über dem Kopf zusammen und steht. Felsenfest.

«Wow!!!», ruft sie begeistert und flüsterte nachdenklich zu sich selbst: «Letztes Mal konnte ich meinen Fuß gar nicht hoch an den Oberschenkel anlehnen, sondern nur auf den unteren Fuß stellen, sonst wäre ich umgekippt. Jedes Mal, wenn ich Yoga spiele, fühlt es sich wieder etwas anders an.»

Der Baum

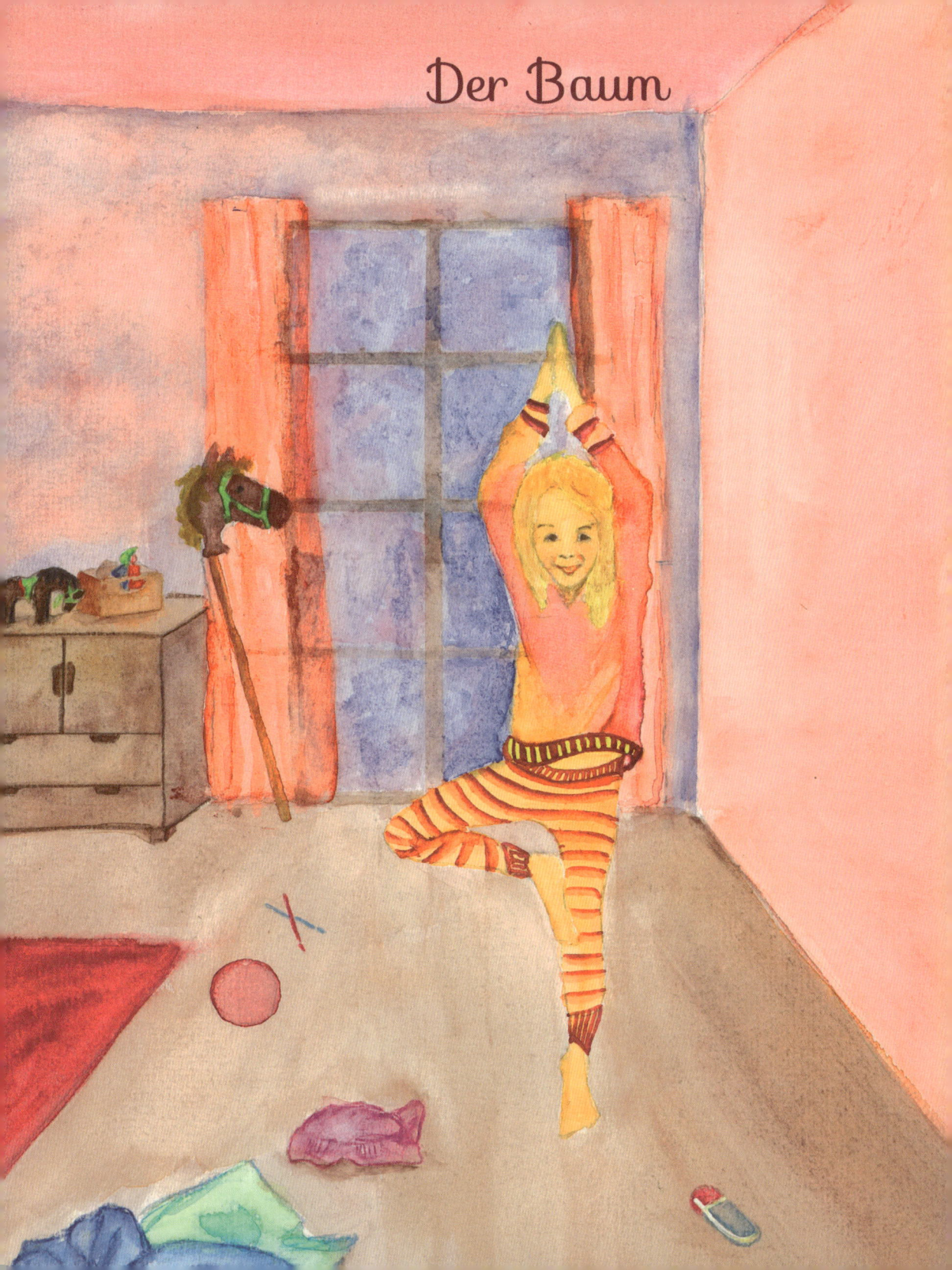

Apropos Yoga. Maitri macht sich schnell daran, die letzten Stifte aufzuheben, die T-Shirts aufzusammeln und auf ihren Stuhl zu legen. Ihren geliebten Teddy setzt sie auf den kleinen Tisch neben dem Bett. Fast geschafft. Sie zieht noch ihren Schlafanzug an und stapelt ihre Kleidung über die T-Shirts auf dem Stuhl.

Da schiebt sich Jakob zur Tür herein: «Papa baut gleich die große Eisenbahn mit mir auf. Wir testen seine neue Turbo-Lok!», sagt er triumphierend. «Sobald Lenchen schläft, kommt er zu mir und wir verlegen die Schienen sogar über den Schreibtisch! Du darfst nicht mitmachen.» Jakob streckt seiner Schwester die Zunge heraus.

«Macht nichts», entgegnet Maitri gelassen. «Mama und ich spielen jetzt Yoga.»

«Oh!» Jakobs Augen werden groß. Dann wirft er sich der Länge nach mit dem Bauch voran auf den aufgeräumten Fußboden vor Maitris Bett, stützt sich mit den Händen auf, hebt Kopf und Brust an.

«Tstststschschsch», zischt er gefährlich und hört fast gar nicht mehr auf. «Ich bin die **Schlange** ... die Anakonda ... und ich fresse am liebsten Mädchen.» Noch bevor er in Maitris Fuß beißen kann, ruft Papa ihn. Zum Glück.

«Morgen mache ich mit beim Yogaspielen, tstststschschsch», zischt Jakob noch, als er aus Maitris Zimmer verschwindet. «Ist der blöd», murmelt Maitri leise. «Der kann noch nicht mal eine Anakonda von einer Kobra unterscheiden.» Maitri weiß natürlich, dass die Yogaschlange eine Kobra ist und keine Anakonda.

Sie schaut sich zufrieden im aufgeräumten Zimmer um. Dann saust sie ins Bad.

Die Schlange

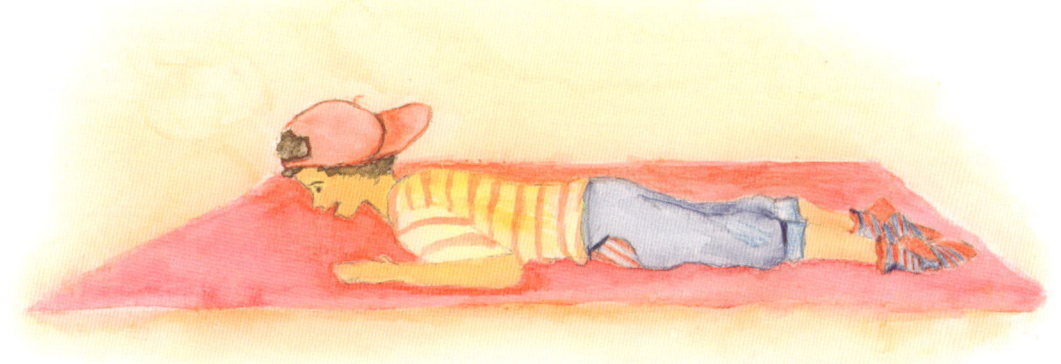

Während sie ihre Zähne putzt, versucht sie sich an weitere *Asanas*, so heißen nämlich die Yogahaltungen, zu erinnern.

«*Tadaaaaasana*», sagt sie so laut, dass die Zahnpasta aus ihrem Mund schäumt und in vielen lustigen weißen Punkten auf den Spiegel spritzt. *Tada* heißt **Berg**, das konnte sie sich von Anfang an gut merken. Und die Berghaltung im Yoga ist ein Wort, das eigentlich aus zwei Wörtern besteht. «*Tada*» plus «*Asana*», also Berg plus Yogahaltung wird zu Berg-Haltung: «*Tadaaaaasana*», wieder schäumt und spritzt es bedenklich, während Maitri die Füße aneinanderstellt und sich ganz lang macht: Füße mit der Erde verwurzelt, groß aufgerichtet, als würde sie in den Himmel wachsen. Ihr Kopf ist leicht. Normalerweise sind die Arme in *Tadasana* bewegungslos neben dem Körper, aber beim Zähneputzen geht das ja nicht.

Maitri spült ihren Mund gründlich aus, wäscht erst die Hände, dann das Gesicht und trocknet sich ab.

Sie schaut noch einmal in den besprenkelten Spiegel und betrachtet, wie groß sie in *Tadasana* ist. Mindestens einen halben Kopf größer als sonst. Das nächste Mal, wenn Jakob sie ärgert, würde sie gleich in die Berghaltung gehen. Dann wäre sie vielleicht sogar größer als er und er würde sich nicht mehr so wichtig vorkommen. Guter Plan!

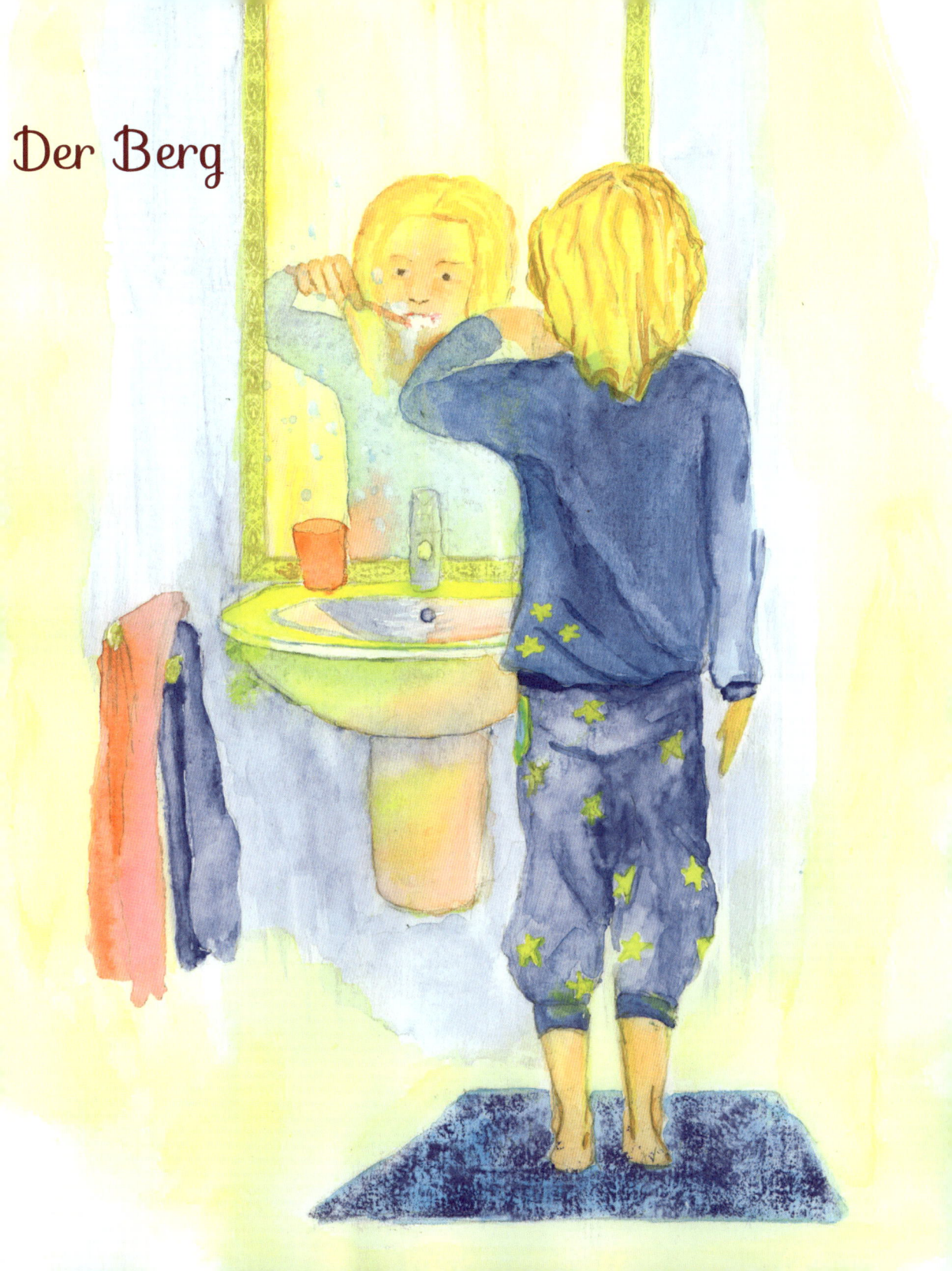

Der Berg

Der Vogel

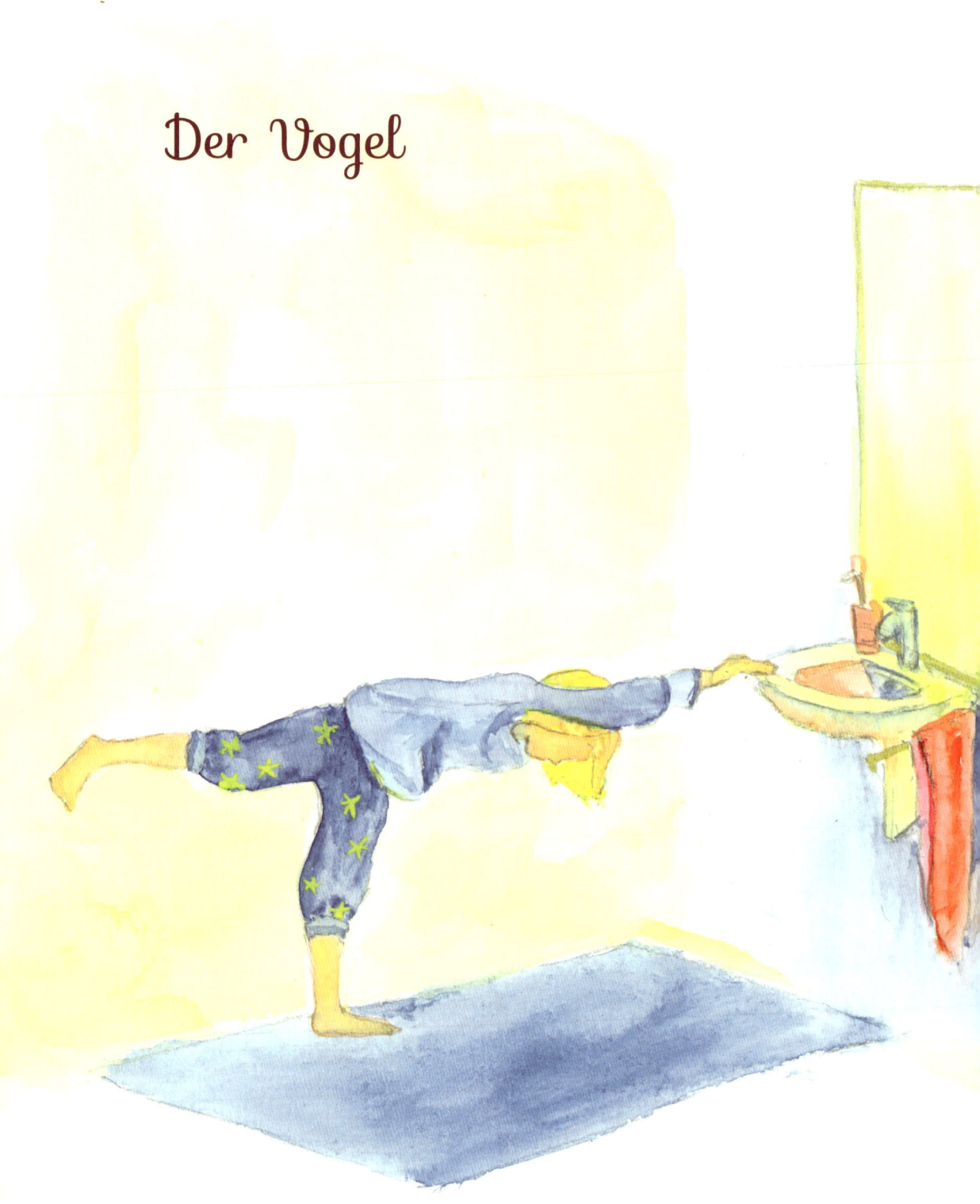

Jetzt legt sie beide Hände auf das Waschbecken und wandert mit den Füßen schrittweise immer weiter zurück, bis ihr Oberkörper parallel zum Boden ist. Man könnte glatt ein Tablett auf ihrem Rücken abstellen, ohne dass es runterfällt. Ihre Arme sind ganz ausgestreckt. Eigentlich könnte jemand den Becher mit dem Zahnputzwasser noch auf das Tablett stellen. Er würde bestimmt nicht herunterrutschen. Aber besser nicht ausprobieren.

Ist das eine Asana? «Ah ja, der **Vogel**. Ist aber noch nicht fertig», sagt sich Maitri im Stillen. Sie hebt noch das linke Bein so hoch sie kann nach hinten, balanciert auf dem rechten Bein und streckt vorsichtig ihre Arme wie die Flügel eines Vogels zur Seite.

So zu schweben müsste wundervoll sein. Über die Bäume, über die Schule, über den Schulhof ... und vielleicht könnte sie so auch dem neuen Moser-Lehrer mal von oben auf den hässlichen braunen Hut spucken. Jawohl! Schwankend verliert sie das Gleichgewicht, ist froh, dass sie den Zahnputzbecher nicht auf dem Rücken hat, und erinnert sich daran, dass Mama vielleicht schon wartet. Mit dem Handtuch wischt sie den Spiegel sauber, damit Mama wegen *Tadasana* nicht noch mehr Arbeit hat. Dann verschwindet sie so schnell aus dem Bad, wie sie hineingekommen ist.

Unterwegs muss sie an Jakobs Zimmer vorbei. Schon bevor sie ihn sieht, kann sie ihn hören: «Zirkus Ricolli, kommen Sie näher und staunen Sie. Der weltbeste Handsteher zeigt sein Programm. Hier im Zirkus Ricolli.» Maitri traut ihren Augen nicht. Da steht ihr Bruder mitten im Türrahmen.

Die Füße hoch oben in der Luft, die Hände am Boden und sprechen kann er dabei auch noch. «Der weltbeste Handsteher, kommen Sie, staunen Sie!»

«Das kann ich auch!» Maitri stellt ihre Hände auch auf den Boden und hupst ein paar Mal mit den Füßen in die Luft. Aber hoch kommt sie nicht. Plumps, da sind die Füße schon wieder unten.

«Ich kann das sogar auf meinem Skateboard beim Fahren», schneidet Jakob mächtig auf und hebt noch eine Hand kurz vom Boden ab. «Schauen Sie, hier im Zirkus Ricolli!» Jakob kommt langsam mit den Füßen nach unten. Aber nicht mit einem Plumps, wie Maitri, sondern sehr elegant. Er läuft nämlich am Türrahmen entlang, bis die Füße wieder auf der Erde sind.

Und dann hilft er Maitri, es auch zu probieren. Sie setzt die Hände auf den Boden, ganz nah am Türrahmen. Dann stellt sie einen Fuß an die gegen-überliegende Rahmenseite und drückt ihn fest dagegen. Jakob nimmt ihren anderen Fuß und mit all seiner Kraft bugsiert er ihr Bein hoch. Da steht sie. Im **Handstand**. Von Jakob gestützt. «Uiiiiiiii!» Maitri ist begeistert. Die ganze Welt steht Kopf.

«Zirkus Ricolli, kommen Sie näher und staunen Sie. Die beiden weltbesten Handsteher zeigen ihr Programm. Hier im Zirkus Ricolli.» Jakob jubelt und applaudiert begeistert. Dann läuft auch Maitri am Türrahmen zurück und verschnauft lachend. Jakob klatscht noch immer wild in seine Hände «Die weltbesten Handsteher!», verkündet er noch einmal.

Der Handstand

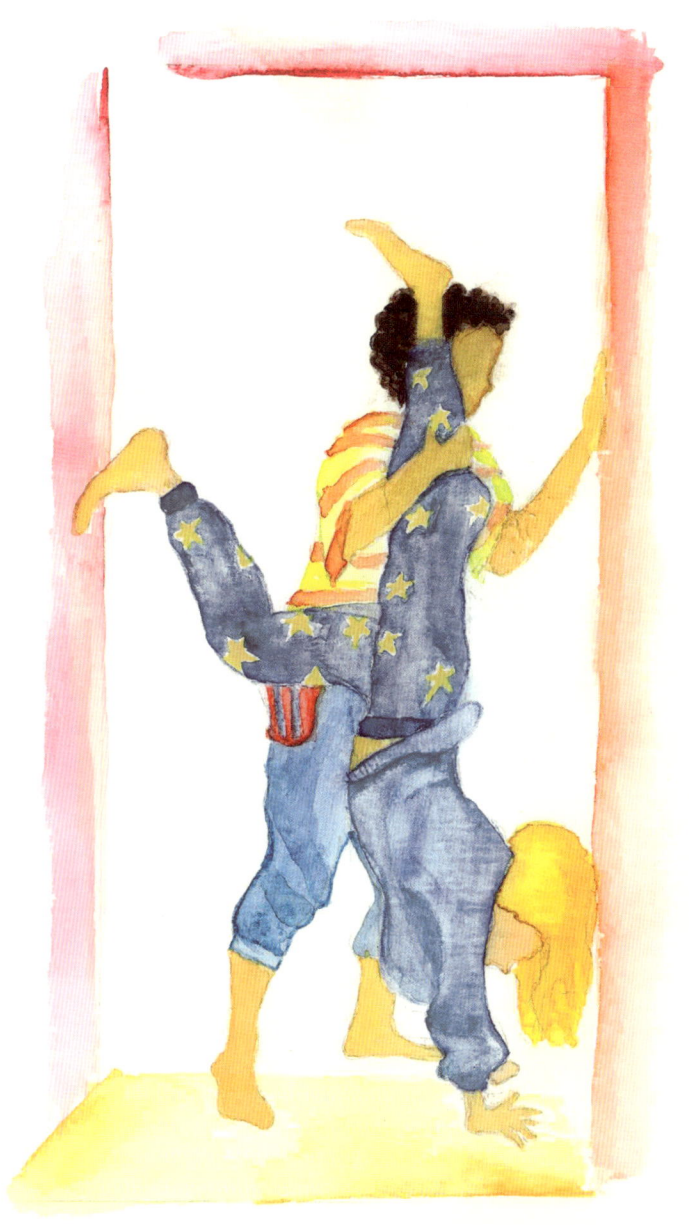

Die Brücke

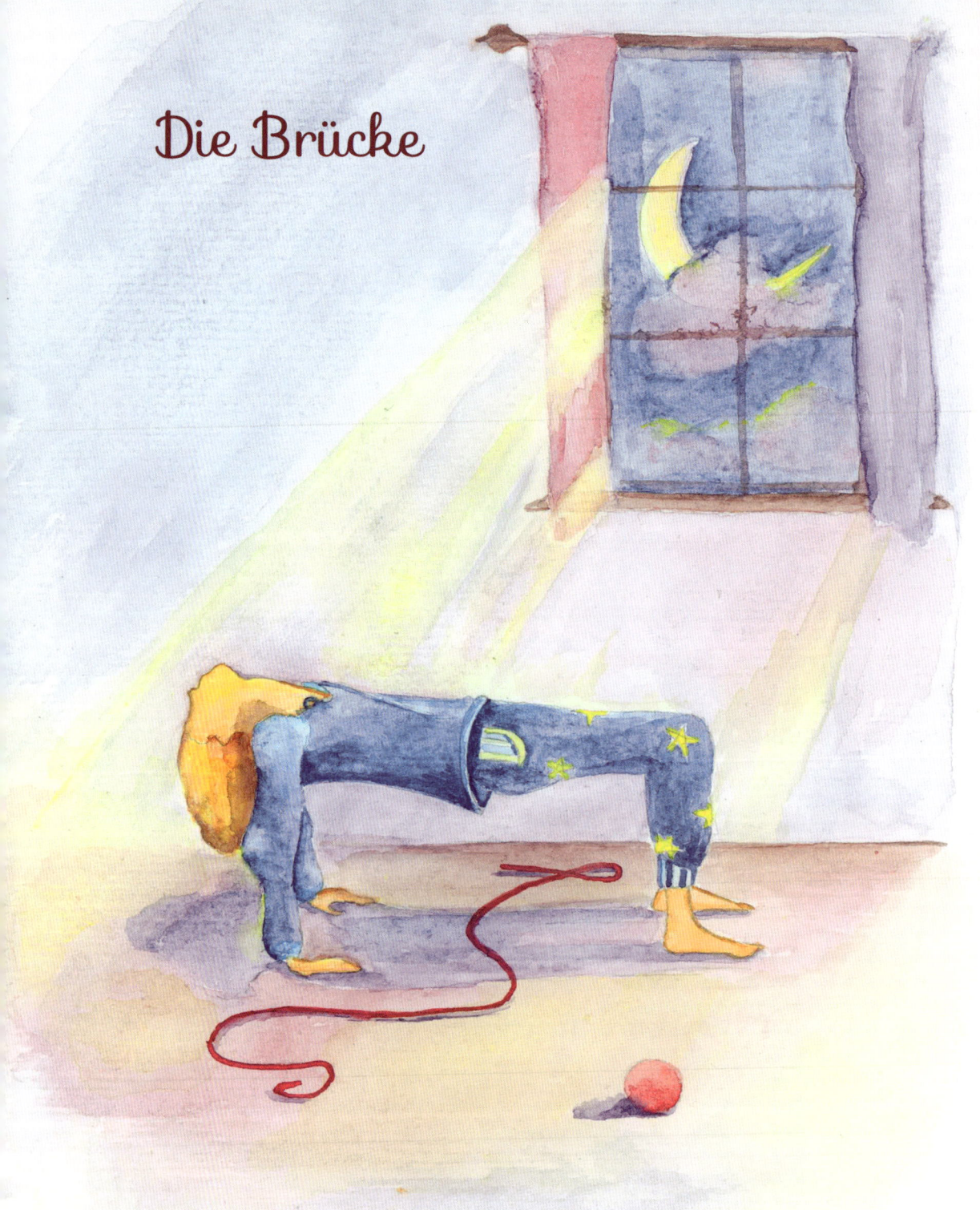

Gerade will Maitri den Handstand noch einmal allein probieren, da fällt es ihr ein: Sie wollte doch noch das Yogabuch suchen, vielleicht ist Mama schon im Zimmer.

«Komm doch auch zum Yogaspielen!», ruft sie dem weltbesten Handsteher-Skater noch zu, als sie in ihr Zimmer rennt.

Im Zimmer betrachtet sie ihr Werk. Alles fertig. Sie findet das Yogabuch sofort, nimmt es aus dem Regal und blättert darin. Welche Asana hat sie heute noch nicht gemacht?

Die **Brücke**! Sie setzt sich auf den Teppich, stellt die Füße vor sich auf den Boden, so dass ihre Knie nach oben zum Himmel zeigen. Dann stützt sie die Hände hinter dem Po auf den Boden und drückt sich kräftig mit ihnen ab. Ganz langsam hebt sich ihr Bauch höher und höher. «Auf meinen Bauch könnte man jetzt auch ein Glas Wasser abstellen!», denkt sie, doch das erinnert sie an den abgestürzten Vogel im Badezimmer, der glücklicherweise keinen Zahnputzbecher auf dem Rücken hatte. An dem Absturz war nur der neue Moser-Lehrer schuld. Wäre sie nicht über seinen hässlichen Hut geflogen, hätte sie das Gleichgewicht nicht verloren. Ach egal! Jetzt ist die Brücke dran: Brücken-Maitri schaut auf ihren Bauch, der sich mit jeder Einatmung etwas hebt und mit jeder Ausatmung wieder senkt. Das ist lustig. Eine wackelnde Hängebrücke. Schon ist Lehrer Moser vergessen. Noch während sie mit der Brücke experimentiert, kommt Mama in ihrer kuscheligen Hose ins Zimmer.

«So, fertig!», sagt Mama und stellt Öl, eine kleine Muschel und eine Kerze auf den Nachttisch, auf dem Maitris geliebter Teddy die angekündigte Yogavorführung schon geduldig erwartet.

Dann dreht sie sich zu Maitri um, nimmt einen Buntstift vom Schreibtisch und schwenkt ihn wie einen Zauberstab. Fast sieht man kleine Funken und Glitzersternchen sprühen:

«Hokus Pokus Aaaaasanas, sei ein grüner Frosch im Gras!», sagt Mama und vollführt elegante Kreisbewegungen mit dem Asana-Zauberstab.

Sofort hockt sich Maitri lachend auf den Boden. Sie faltet ihre Hände vor dem Herzen zusammen und verharrt bewegungslos. Wie ein **Frosch**, der auf eine leckere Mücke wartet. Doch dann, nach einiger Zeit, macht sie einen riesengroßen Frosch-Hüpfer quer durchs Zimmer, dann noch einen und noch einen. Mama lacht.

«Hexenbesen, Elfentraum», Mama schwenkt den Zauberstab wieder, *«werd' zu einem großen Baum.»* Maitri stellt sich sofort einbeinig in die Baumhaltung, wie eben, als Papa mit Lenchen im Zimmer war. Nur, dass sie diesmal auf dem anderen Bein balanciert.

Der Frosch

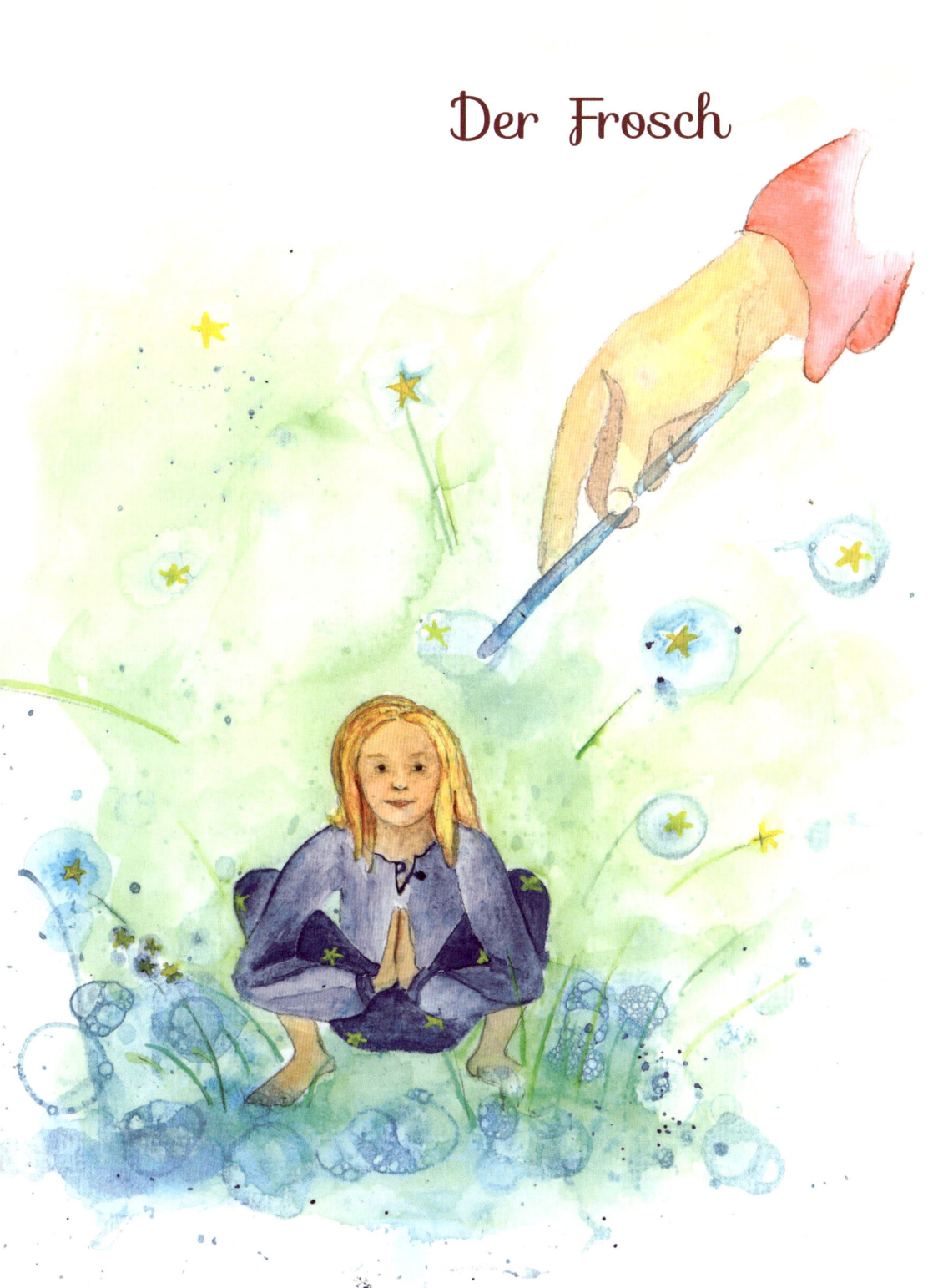

Der Halbmond

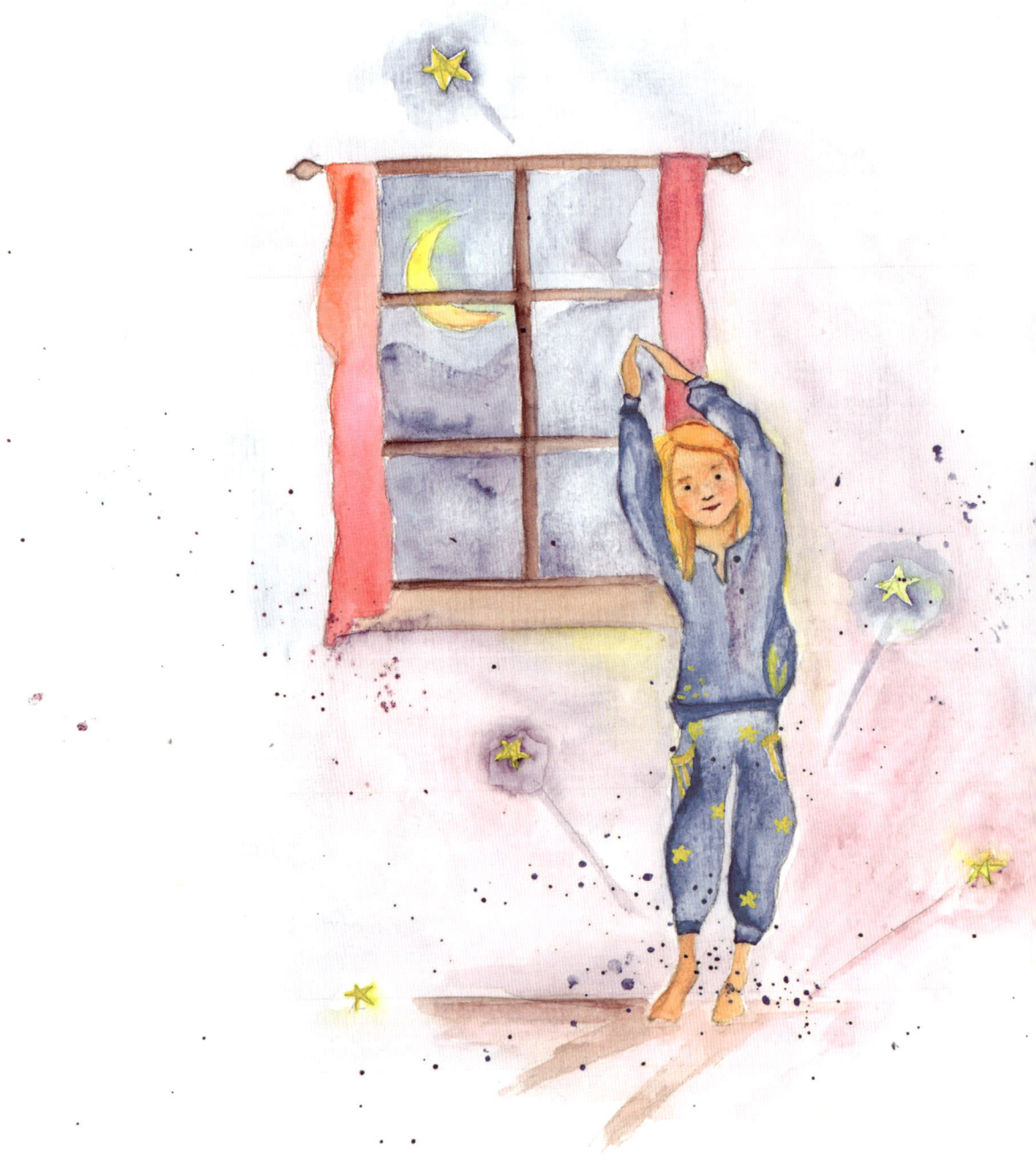

«Sterngefunkel, Feenpracht, Halbmond strahlt in dunkler Nacht.» Maitri stutzt. Den Reim hat sich Mama ganz neu ausgedacht. Das merkt sie sofort.

Maitri tut aber so, als kenne sie ihn ganz genau, und verwandelt sich gleich in einen **Halbmond**. Sie steht aufrecht wie in *Tadasana*, der Berghaltung, und wird ganz groß. Sie streckt beide Arme lang nach oben, die Hände berühren sich über ihrem Kopf. Dann lehnt sie sich weit nach links. Ihr Körper sieht aus wie eine elegante Mondsichel. Anschließend lehnt sie sich nach rechts.

«Hokus Pokus Zauberei», Mama schwingt den Stab jetzt nur noch in kleinen Schwüngen, die aussehen wie die Zahl 8, wenn sie auf dem Bauch liegt. *«Asanas sind jetzt vorbei.»* Der Halbmond verwandelt sich blitzschnell zurück in Maitri.

Mama legt ihren Zauberstab zufrieden zur Seite. «Ich sehe, du kennst noch immer alle Asanas. Jetzt lesen wir die Yoga-Geschichte.»

Alles wird wieder gut

Noch bevor Mama mit dem Vorlesen beginnt, öffnet sich die angelehnte Tür und Papa steckt seinen Kopf ins Zimmer. Jakob und er brauchen unbedingt noch etwas Bewegung und wollen noch kurz bei der Yoga-Geschichte mitmachen. Nur bei der Geschichte, danach wartet ja die Turbo-Lok.

Mama schaut Maitri fragend an. «In Ordnung, Papa», sagt sie «aber nur, wenn ihr uns wirklich nicht stört. Ihr müsst mit der **Lotusblume** beweisen, dass ihr auch still sein könnt.»

Jakob und Papa tauschen einen empörten Blick aus. Als ob sie nicht still sein könnten! Eisenbahnbauer müssen still und bei der Sache sein, sonst schaffen sie es nie, Schienen bis hoch über den Schreibtisch zu verlegen. Jakob und Papa sind sich ganz sicher: Die Lotusblume werden sie mit Bravour meistern.

Die Lotusblume

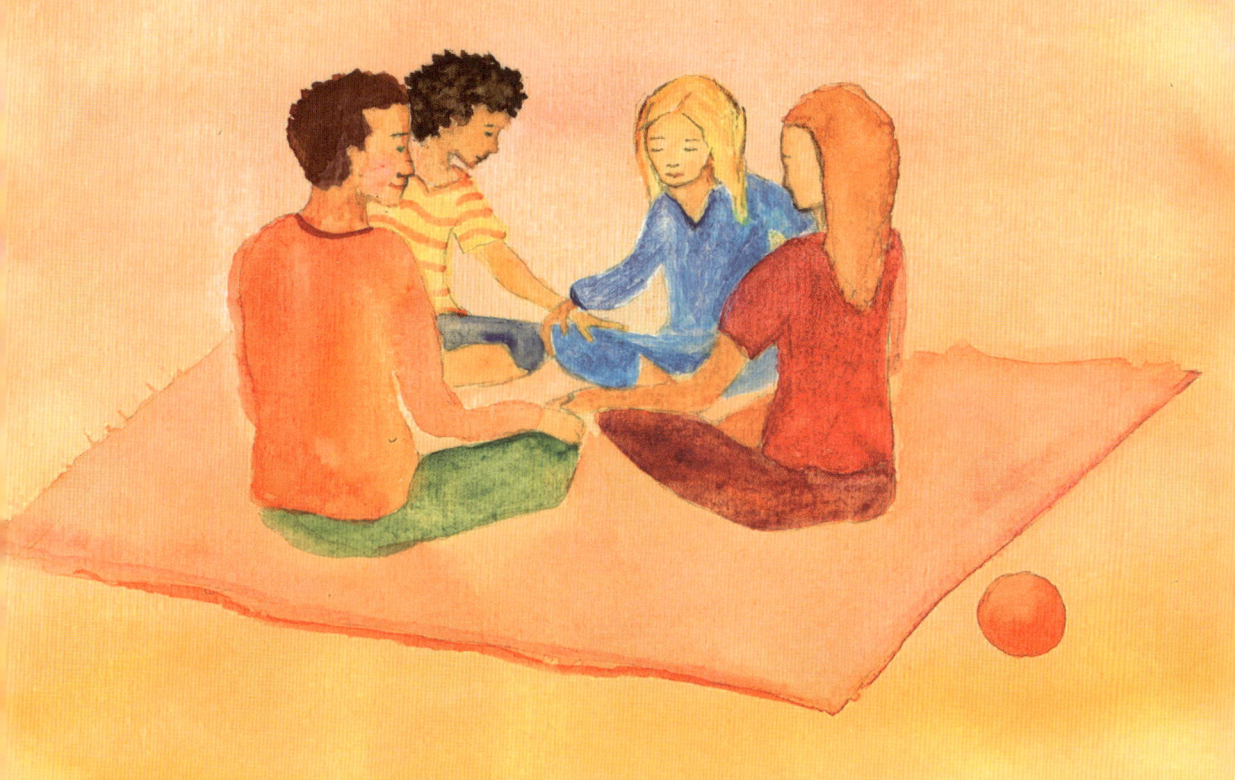

Also geht es gleich los und alle vier setzen sich mit gekreuzten Beinen im Schneidersitz eng in einen Kreis zusammen. Sie falten die Hände vor ihren Herzen, schließen die Augen und bewegen sich kein bisschen mehr. Sie sind still, ja ganz und gar still. Wie Lotusblumen, die auf einer spiegelglatten Wasseroberfläche schwimmen.

Fast sieht es aus, als wären sie einfach im Sitzen eingeschlafen. Das dauert eine ganze Weile. Mit der Zeit fühlt sich Maitri friedvoll und ihr Herz sprudelt.

Dann sagt Mama: «Jetzt atmen wir alle tief ein, und wenn wir ausatmen, machen wir einen Summton, wie eine Biene, die von Lotusblume zu Lotusblume fliegt.»

Und während sie so summen, geschieht es: Mama nimmt Maitris Hand und Maitri nimmt Jakobs Hand, Jakob nimmt Papas Hand und Papa nimmt Mamas Hand. Jetzt sind sie im Lotuskreis ganz miteinander verbunden.

Alles ist wieder gut!

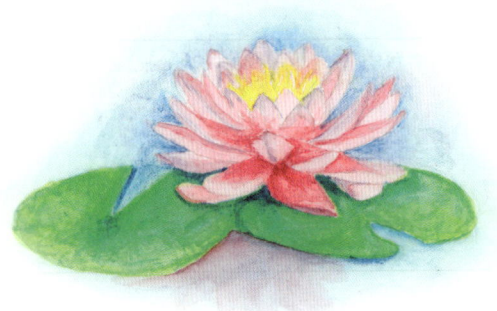

Nun kann die Yoga-Geschichte beginnen. Mama setzt sich zum Vorlesen mit dem Yogabuch auf das Bett, damit Maitri, Jakob und Papa im Kinderzimmer genug Platz für die Asanas haben.

«Wir spielen die Geschichte vom Hund», verkündet Maitri voller Vorfreude. «Immer, wenn wir in der Geschichte ein Wort hören, das wir als **Asana** erkennen, machen wir die Asana. Wir halten sie so lange, bis die nächste kommt. Alles klar?» Maitri blickt prüfend zu Papa. «Yes, verstanden.»

«Und die Asanas mit links und rechts?», fragt Jakob nach. «Da musst du dir merken, wie du sie gemacht hast, damit du, wenn du sie noch einmal machen musst, dann die andere Seite nimmst.» Jetzt runzelt Papa die Stirn. Er guckt etwas ratlos über den Brillenrand. «Mensch Papa, das ist doch ganz leicht», erklärt Maitri weiter. «Manche Asanas kannst du mit rechts oder links machen, wie den **Baum**. Da stehst du rechts, oder du stehst links. Beim **Vogel** ist es auch so oder beim **Halbmond**, da lehnst du dich nach rechts oder nach links. Und weil beide Seiten im Yoga gleich wichtig sind, musst du gut aufpassen, dass du abwechselst.»

Papa hat verstanden. Alle vier machen sich bereit und Mama beginnt, die Yoga-Geschichte vom herbeigewünschten Hund vorzulesen.

Der herbeigewünschte
Hund ~
Eine Yoga-Geschichte

Levi wünscht sich nichts sehnlicher als einen **Hund**. Einen Hund, der ihn begleitet, wenn er – wie fast jeden Tag – allein durch die Felder und Wiesen streift, die sein kleines Dorf umgeben.

Draußen beobachtet Levi am liebsten Tiere. Er liebt **Vögel**, wenn sie um die Wette fliegen, und **Hasen**, die über das Feld flitzen. Dann setzt er sich oft an den Feldrand und zeichnet sie in den kleinen Skizzenblock, den er immer bei sich trägt. Doch wie schön wäre es, wenn er auf seinen Streifzügen draußen eine Begleitung hätte. Einen **Hund**! Davon träumt Levi schon lange.

Gerade haben die Sommerferien begonnen. Die **Sonne** strahlt vom blauen Himmel und Levi langweilt sich. Seine Schulfreunde wohnen weiter weg in der Stadt. Niemand ist da zum Verabreden. Selbst Lisa, seine kleine Cousine, die immer nur Einhorn spielen will, ist mit ihren Eltern ans Meer gefahren. Unschlüssig schlendert Levi durch den Garten. Dann sucht er Minka.

52

Minka ist seine **Katze**. Vielleicht hat sie Lust, sich etwas kraulen zu lassen. Levi sucht Minka überall, doch sie scheint unterwegs zu sein. Manchmal sitzt sie unter der Hecke bei den Vögeln. Doch da ist sie nicht. Manchmal liegt sie mitten im Gemüsebeet und lässt sich die **Sonne** auf das Fell scheinen. Doch da ist sie auch nicht. Nicht einmal auf der Gartenmauer sitzt sie, obwohl das ihr allerliebster Aussichtspunkt ist. Sie ist einfach nirgendwo zu sehen. Typisch **Katze**! Sie ist nie da, wenn man sie braucht. Wie anders wäre es doch mit einem unternehmungslustigen **Hund**!

Levi nimmt schließlich seinen Skizzenblock und legt sich ins Gras. Er beginnt zu zeichnen: eine üppige Dschungellandschaft, einen Tiger, eine **Schlange**, einen Affen. Doch gerade, als er den großen **Baum**, auf den die Affen klettern, fast fertig aufs Papier gebracht hat, rast seine **Katze** wie wild geworden an ihm vorbei. Die Buntstifte spritzen auseinander und Minka verschwindet wie der Blitz mit einem buschig aufgestellten Schwanz hoch oben in die **Baum**krone.

Noch bevor Levi versteht, was da gerade passiert ist, geht es auch schon weiter: Durch das offene Gartentor stürmt bellend ein **Hund**. Er bleibt stehen, schnüffelt wild und bellt wieder. Oben im **Baum** macht Minka einen riesigen Buckel und hebt den buschigen Schwanz in die Höhe. Direkt unter Minka, auf der Erde um den **Baum**stamm herum, schnüffelt der **Hund** aufgeregt umher. Dann rennt ein Mädchen in Levis Alter durch das Gartentor. «Wuschel, komm sofort her!», ruft sie aufgeregt.

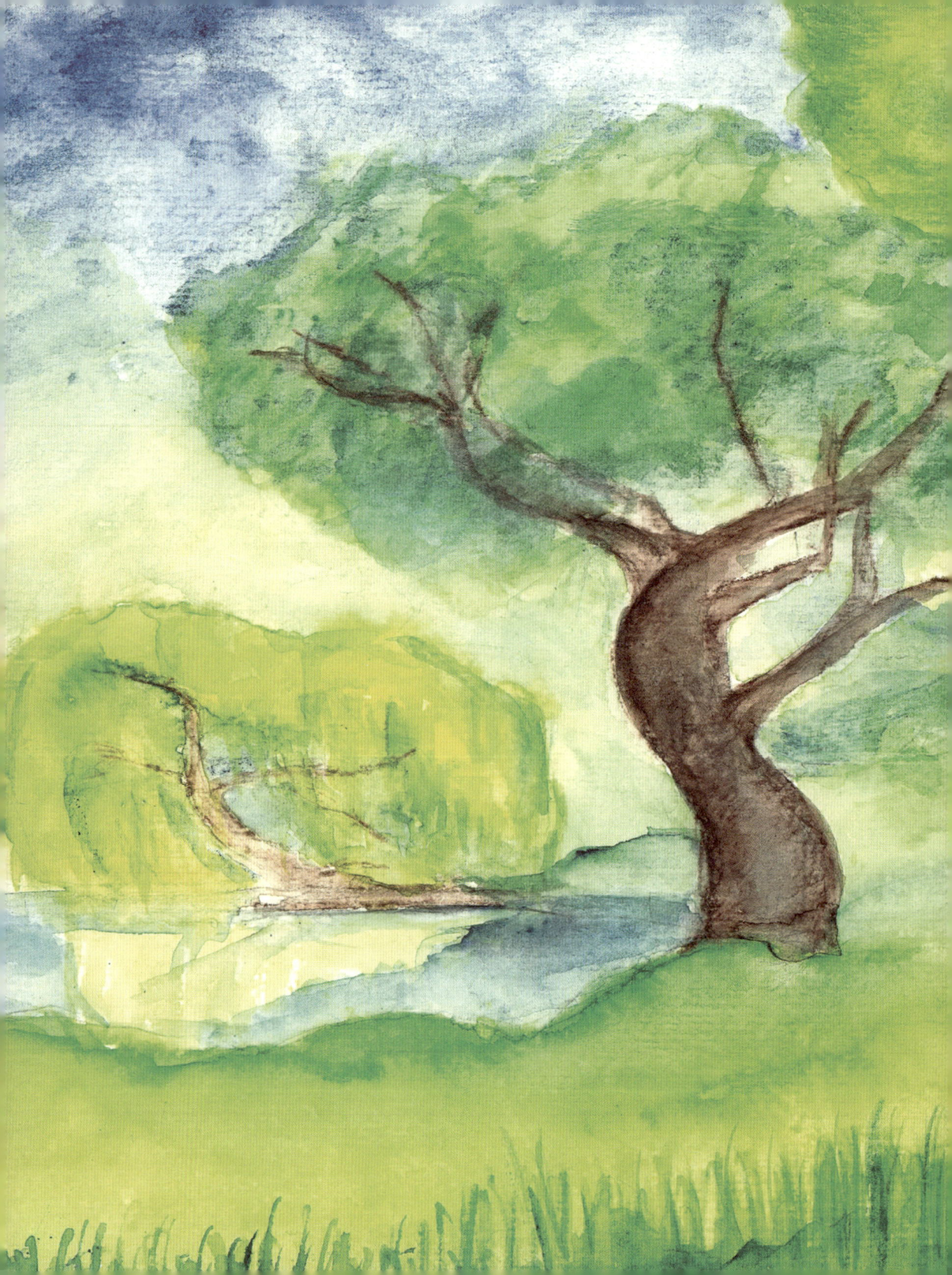

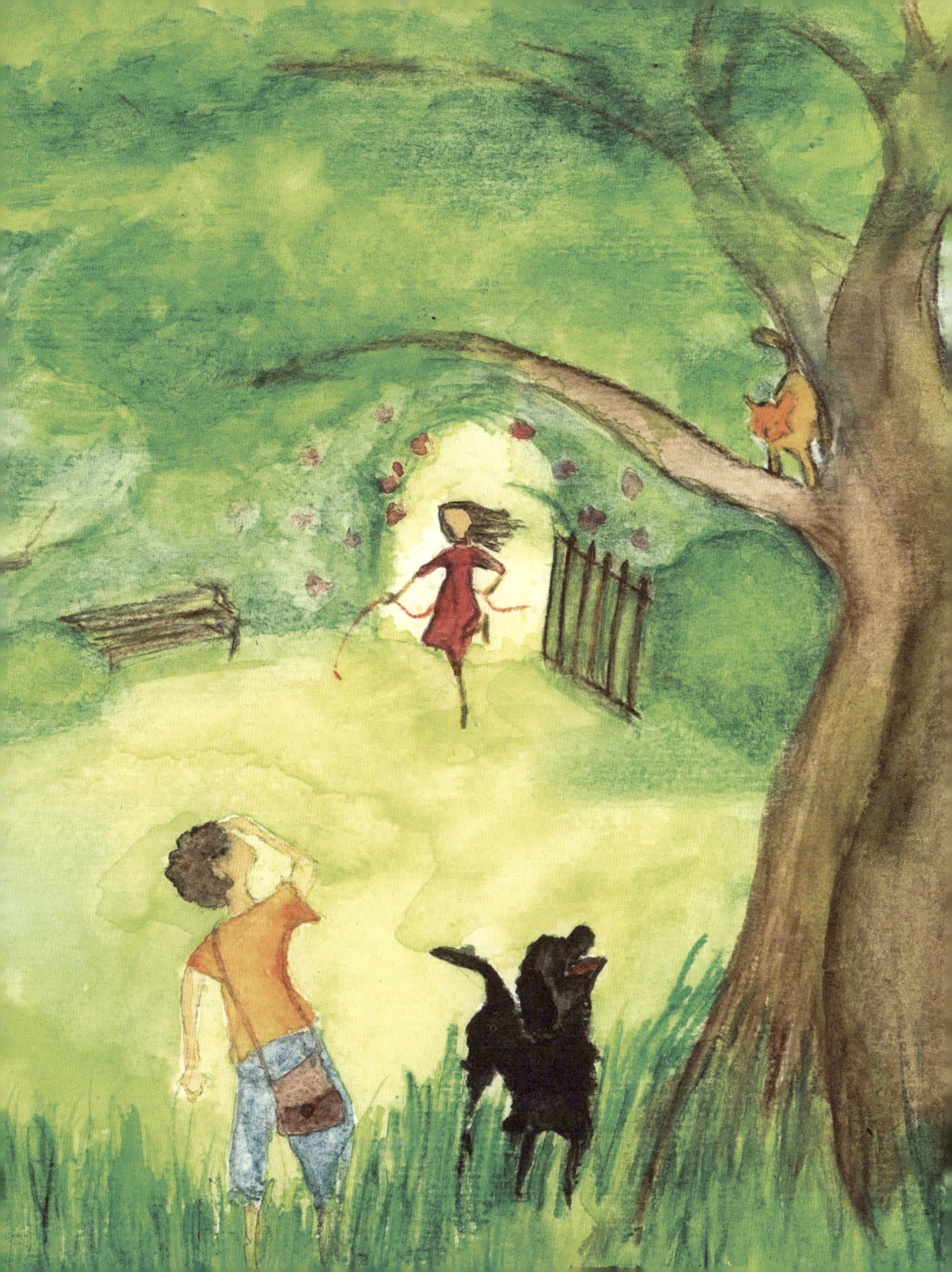

Tatsächlich läuft der **Hund** auf das Mädchen zu und setzt sich neben sie. Sie macht die Leine am Halsband fest und zeigt nach oben zu Minka: «Ist das deine **Katze**?» Levi, der noch immer etwas sprachlos ist, nickt. «Eigentlich mag Wuschel Katzen gern, nur, wenn sie wegrennen, jagt er immer hinterher!» Levi schaut sich den **Hund** an. Wuschel sitzt jetzt still und friedlich neben dem Mädchen. Levi macht ein paar Schritte auf Wuschel zu und beginnt schließlich, ihn zu streicheln. Das weiche Fell ist von der **Sonne** ganz warm. «Ich heiße Marie und bin neu hier im Dorf. Wir wohnen jetzt unten am Brunnen. Wir wollten deine **Katze** nicht erschrecken!»

Levi schaut nach oben zum **Baum**. «Weißt du was?», sagt er schließlich, «solange Wuschel hier ist, traut sich meine Minka bestimmt nicht herunter. Wollt ihr mitkommen? Ich zeige euch unseren Teich. Jetzt, am Nachmittag, sind alle **Lotusblumen** ganz weit offen und der Teich sieht aus wie geschmückt!» Marie ist froh, dass Levi nicht sauer ist. Mit Wuschel an der Leine rennen die beiden zum Lotusteich hinunter. Sie verbringen den ganzen Tag zusammen und auch den nächsten und den übernächsten.

Schließlich erleben Levi, Wuschel und Marie aufregende Sommerferien. Und ob man's glaubt oder nicht, selbst Minka streunert manchmal am Teich herum, wenn sich die drei dort treffen.

Levi ist glücklich. Er ist nicht mehr allein. Marie und Wuschel werden seine allerbesten Freunde. So unerwartet können Wünsche in Erfüllung gehen!

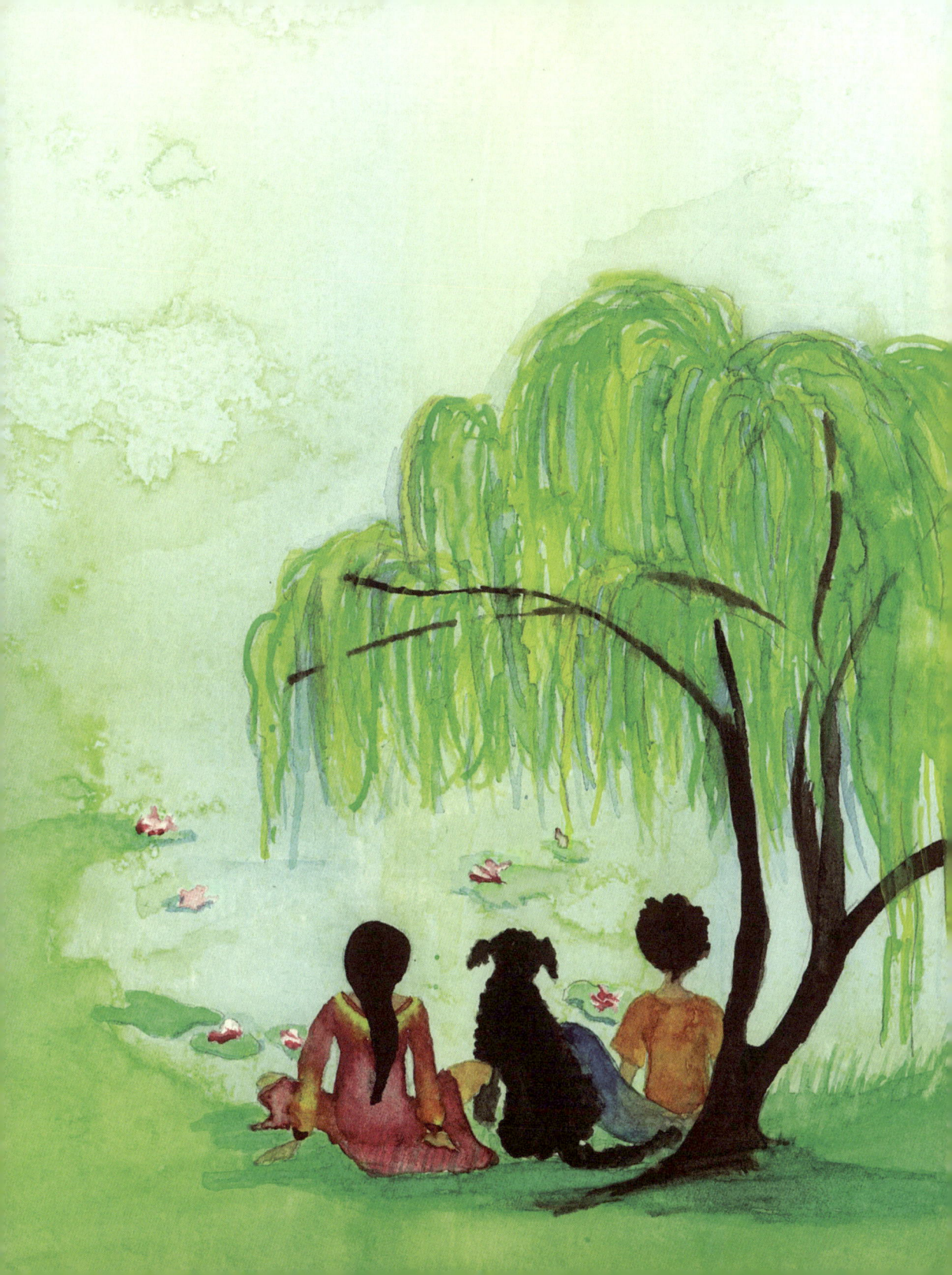

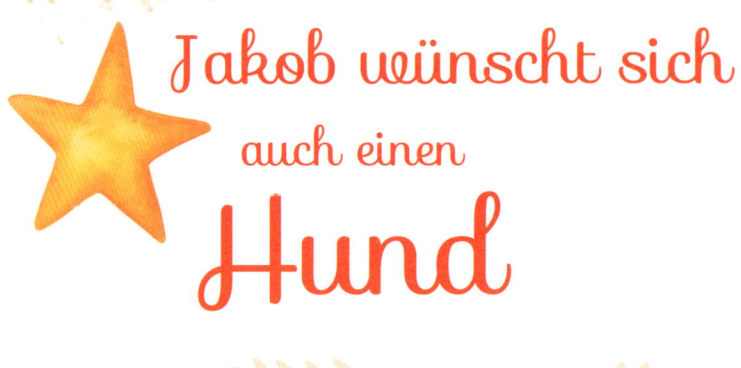

Jakob wünscht sich auch einen Hund

Mama legt das Buch zur Seite. Die anderen sitzen noch immer in der Lotusblume und sind ganz außer Atem, denn sie haben nicht eine Asana aus der Yoga-Geschichte verpasst! Mit geschlossenen Augen spüren sie, wie sich der Atem langsam beruhigt.

Schließlich atmen alle noch einmal ganz tief ein, falten ihre Hände vor dem Herzen und summen, wie die Biene, die von Blüte zu Blüte fliegt. «Namasté», sagt Papa und verneigt sich zuerst vor Maitri, dann vor Jakob und schließlich vor Mama. «Namasté», antworten die drei gleichzeitig und verneigen sich ebenfalls.

«Endlich hat Levi einen Hund bekommen», sagt Jakob glücklich, doch er überlegt auch, ob Levi den Hund nicht lieber als Geschenk gehabt hätte. Zu Weihnachten oder zum Geburtstag. Nur für sich alleine.

«Endlich hat Levi eine Freundin bekommen», entgegnet Maitri. «Eine Freundin und einen Hund, das ist doppelt gut.»

Mama lächelt. «Manchmal erfüllen sich Wünsche nicht so, wie wir uns das vorstellen.»

«Genau! Manchmal rennen sie einfach einer Katze hinterher», ergänzt Papa und steht lachend auf. Er freut sich darauf, jetzt mit Jakob die neue Turbo-Lok auszuprobieren.

«Darf ich mir deine Pferdeleine noch ausleihen?» Jakob deutet mit der Hand auf das lange rote Häkelband, mit dem Maitri immer Pferd spielt. Eigentlich will sie «nein» sagen, doch Jakob hat beim gemeinsamen Yogaspielen wirklich bewiesen, dass er keinen Streit mehr sucht. Und eben, als sie zueinander «Namasté» gesagt haben, hat sie es auch so gemeint. «Namasté» bedeutet, dass man in dem anderen das Gute sieht, das Licht, das in seinem Herzen strahlt. «Willst du mir auch bestimmt keine Stolper-Falle mit der Pferdeleine stellen?», fragt Maitri vorsichtshalber aber nach. «Quatsch», entgegnet Jakob entrüstet, «ich binde sie nur an mein Bett. Ans Fußende.»

Festbinden? An das Fußende? Komisch eigentlich. Doch weil Papa schon gegangen ist und Mama bereits die Vorhänge zuzieht, beschäftigt sich Maitri nicht weiter mit ihrem Bruder und der Pferdeleine.

«Na gut. Morgen gibst du sie aber wieder zurück!», antwortet sie, ohne nachzuhaken, weshalb Jakob eine Pferdeleine an sein Bett binden will. Jakob nimmt die Pferdeleine schnell vom Regal. Er befürchtet, dass es sich seine Schwester wieder anders überlegen könnte. Die Leine hält er zusammen geknuddelt in der Hand, aber so, dass neben seinem Bein ein langes Stück herunterbaumelt. Das Seilende pendelt über dem Boden hin und her.

Mama und Maitri blicken ihm nach. Was sie nicht sehen können: An der Leine, die über dem Boden baumelt, geht ein Hund! Neben Jakob läuft Wuschel. Denn auch Jakob hat gerade ganz plötzlich und unerwartet einen Hund bekommen, so wie Levi in der Yoga-Geschichte. Doch dieser Hund ist ein Zauberhund. Er gehört nur ihm allein und nur er kann ihn sehen – sonst niemand.

Noch bevor Jakob sich mit Papa daran macht, die Schienen für die Turbo-Lok zu verlegen, bindet er Wuschel mit der Pferdeleine an sein Bett und legt mehrere weiche Kissen ans Fußende. Dort rollt sich Wuschel gemütlich ein und schläft.

Wie gut, dass niemand den Hund in seinem Bett bemerkt hat. Mama hätte es bestimmt nicht erlaubt und Maitri hätte Wuschel selbst bei sich im Zimmer haben wollen. Jakob ist glücklich und zufrieden. Jetzt würde er zuerst mit Papa bauen und dann noch heimlich mit Wuschel kuscheln.

Was für ein toller Tag!

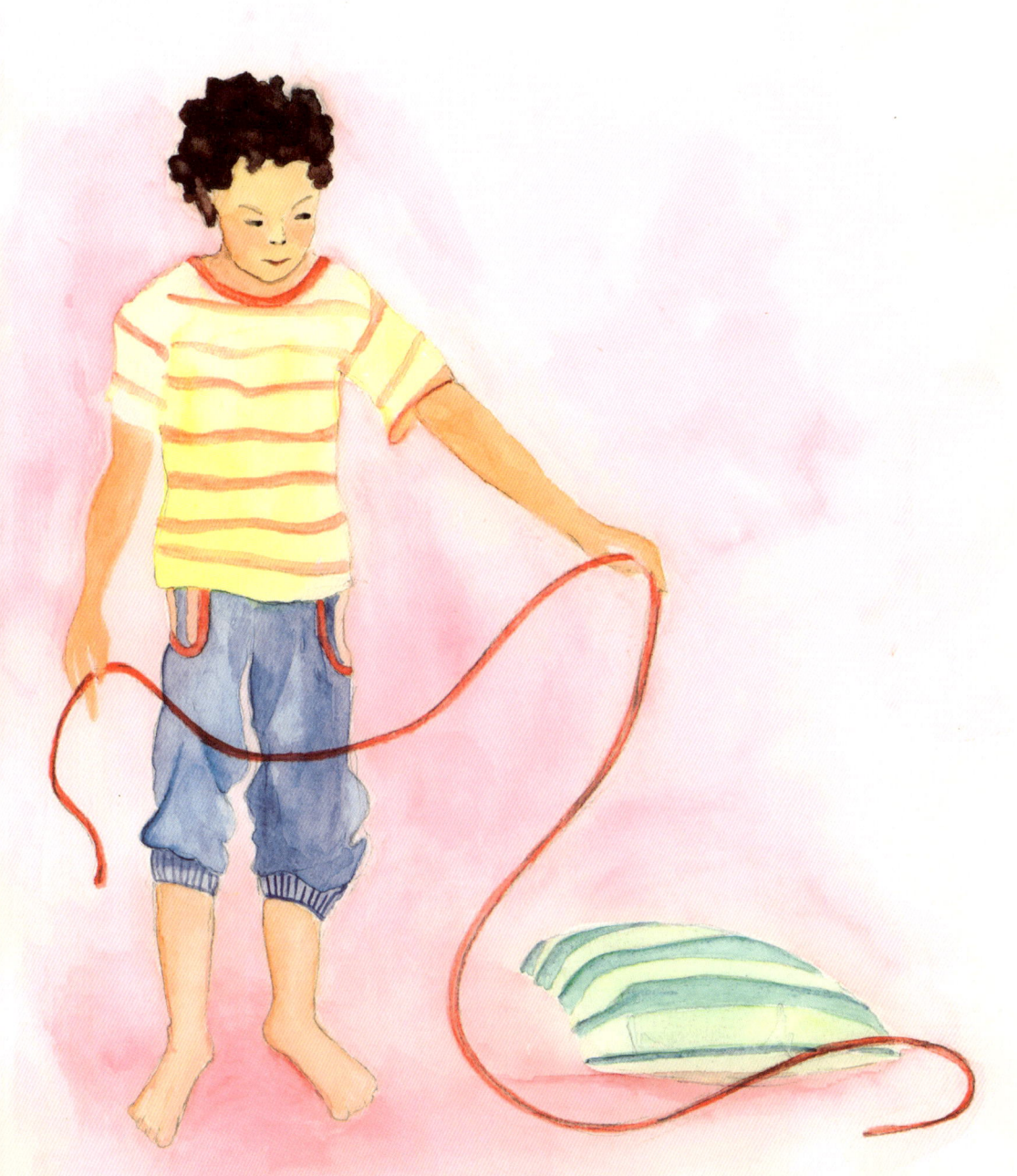

Maitri und Mama
tun etwas im
Verborgenen

Mama und Maitri, im Zimmer nebenan, machen es sich jetzt gemütlich und bereiten sich auf die Entspannung vor. Mama legt sorgsam ihr Meditationskissen vor das Bett und Maitri schlüpft unter die Decke. Noch bevor Mama die Kerze mit dem Streichholz anzünden kann, verschwindet Maitri völlig unter der Bettdecke. Sie ist nicht mehr zu sehen. «Mama, welche Asana ist das?», tönt es dumpf unter dem Kissenberg hervor.

«Na gut, noch eine Asana im Verborgenen, aber nur eine!» Mama schließt die Augen, während Maitri unter der Decke hin und her wurschtelt. Mal hebt sich die Decke an der einen Seite hoch, dann an der anderen. Mal lugt eine Hand hervor, die plötzlich wieder verschwindet, mal ein ganzes Bein. Dann wird es ruhig.

«Asana im Verborgenen ist fertig!», ruft Maitri. Dann ist alles still. Die Decke bewegt sich nicht mehr. Mama öffnet die Augen.

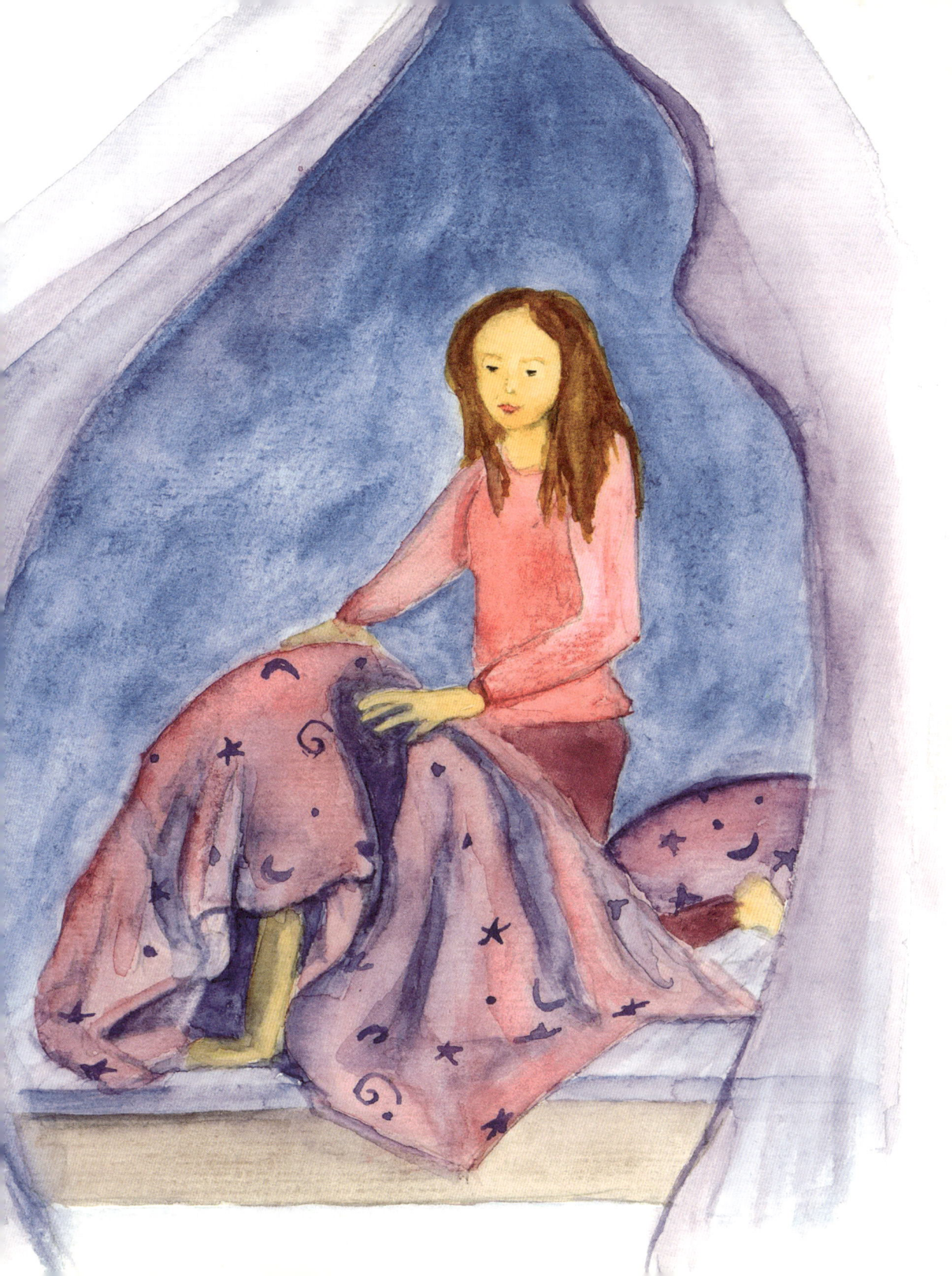

«Oh, ein riesiger Hügel!», ruft Mama überrascht. Sie legt ihre Hände auf den Hügel, drückt ein wenig oben, tastet ein wenig an der Seite und streicht mal hier, mal dort mit ihren Händen über die Form, die sich unter der Bettdecke verbirgt. «Das soll eine Asana sein, mhm, ist es vielleicht die Lotusblume?»

«Nein», kommt es dumpf unter der Decke hervor. «Nein? Der Frosch vielleicht?» Der Hügel bewegt sich etwas: «Auch nicht.» Mama schaut ratlos: «Ist das da nicht dein Kopf?» Sie tippt einige Male auf den höchsten Punkt des Hügels. Unter der Decke kichert es. «Das ist doch nicht mein Kopf!», grummelt eine empörte Stimme.

Um sicher zu gehen, kitzelt Mama diese höchste Stelle ein wenig und die Asana im Verborgenen beginnt heftig zu wackeln. Zum Glück fällt sie nicht um.

«Gib mir einen Tipp», bettelt Mama und rüttelt noch einmal am kichernden Deckenberg. «Nicht *Tadaaaasana*», murmelt es dumpf. Das weiß Mama aber bereits, denn für *Tadasana*, den Berg, ist der Haufen vor ihr ja nicht hoch genug. Außerdem wäre für einen Berg die Bettdecke ja viel zu kurz.

«Die Katze!!!» Mama klingt triumphierend.

«Nein!» Auch Maitri triumphiert.

«Nein?» Ratlos zieht Mama die Decke weg und erkennt die Asana. «Das ist doch die Katze», sagt sie vorwurfsvoll. «Nein, heute ist es ein Panther, siehst du das nicht?» Mama stutzt. Dann stürzt sie sich kampfeslustig auf den Panther und kitzelt ihn ordentlich aus, der Panther kitzelt zurück. «Mich so an der Nase herumzuführen», beschwert sich Mama kitzelnd. «Stooooop», quietscht der Panther. Als er endlich zugibt, in Wirklichkeit eine Katze zu sein, hört Mama mit dem Kitzeln auf.

Lachend und ganz schön außer Atem beenden Mama und Maitri die «Asanas im Verborgenen».

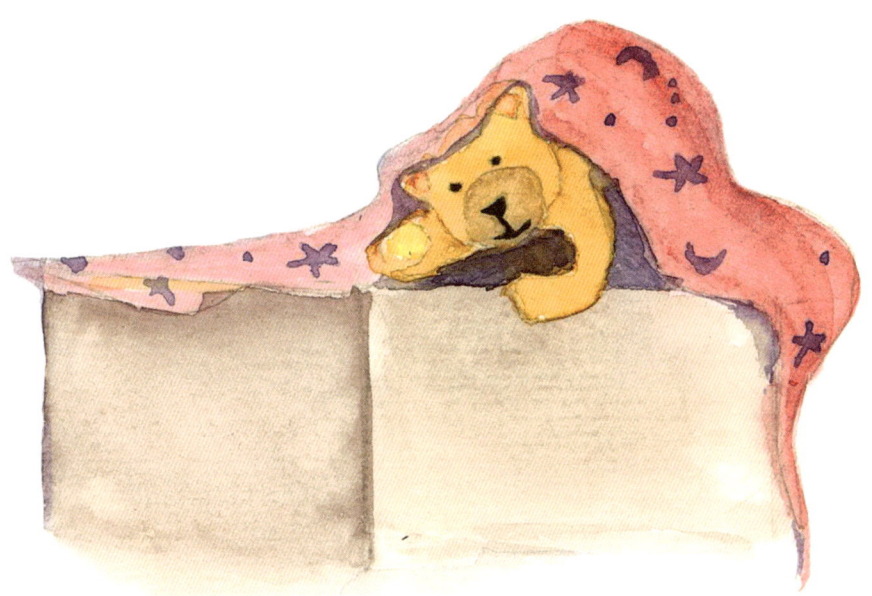

Goldtröpfchen-Entspannung

Nun ist es soweit. Mama zündet die Kerze an. Maitri rollt sich in ihre Bettdecke ein und liegt still. Langsam gewöhnen sich ihre Augen an die Dunkelheit und den sanften Kerzenschein. Mama sitzt auf der Bettkante, ihre Füße sind schon in die Decke eingehüllt, die neben dem Meditationskissen auf dem Boden liegt. Sie nimmt die Muschel, die sie vorhin auf den Nachttisch gelegt hatte, in ihre Hand. Mama bewegt sich sehr langsam, wie in Zeitlupe. Teddy guckt mit großen Augen zu, er merkt, dass gerade etwas Besonderes passiert. Maitri sieht, wie Mama jetzt jede Bewegung spürt. Das ist wieder ein Buddha-Trick. Er heißt «Achtsamkeit». Mama ist ganz aufmerksam bei dem, was sie tut. Sie betrachtet die Muschel in ihrer Hand und Maitri erkennt, dass sie die vielen kleinen Rillen in der Muschel anschaut, die etwas dunkleren Flecken auf der weißlichen Oberfläche und auch die kleine Ecke, die abgebrochen ist. Nach einer Weile legt Mama die Muschel in ihre Handfläche und dreht sie auf den Rücken. Sie sieht nun wie eine kleine Schale aus. Sanft atmet Mama ein und aus. Auch Maitri beobachtet, wie ihr eigener Atem weich fließt. Mama nimmt die Glasflasche mit dem Öl, hebt den Deckel ab und legt ihn geräuschlos zur Seite. Dann tropft sie

66

behutsam etwas Öl in die Muschel. Ein kleiner glänzender See entsteht und die Muschel glitzert. Teddy staunt. Mit der Muschel in der Hand wendet sich Mama zu Maitri. Zärtlich blickt sie ihre Tochter an und beginnt, das Lied vom Goldtröpfchen zu singen.

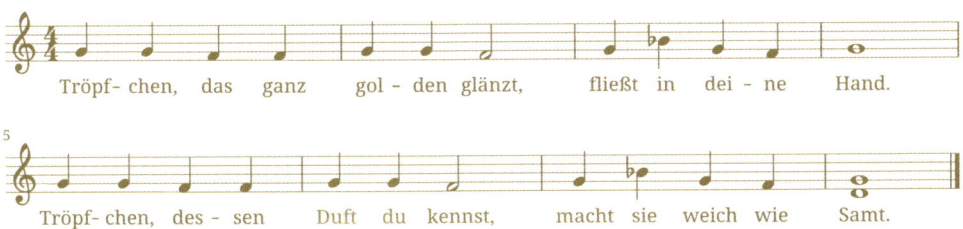

Tröpf-chen, das ganz gol-den glänzt, fließt in dei-ne Hand.

Tröpf-chen, des-sen Duft du kennst, macht sie weich wie Samt.

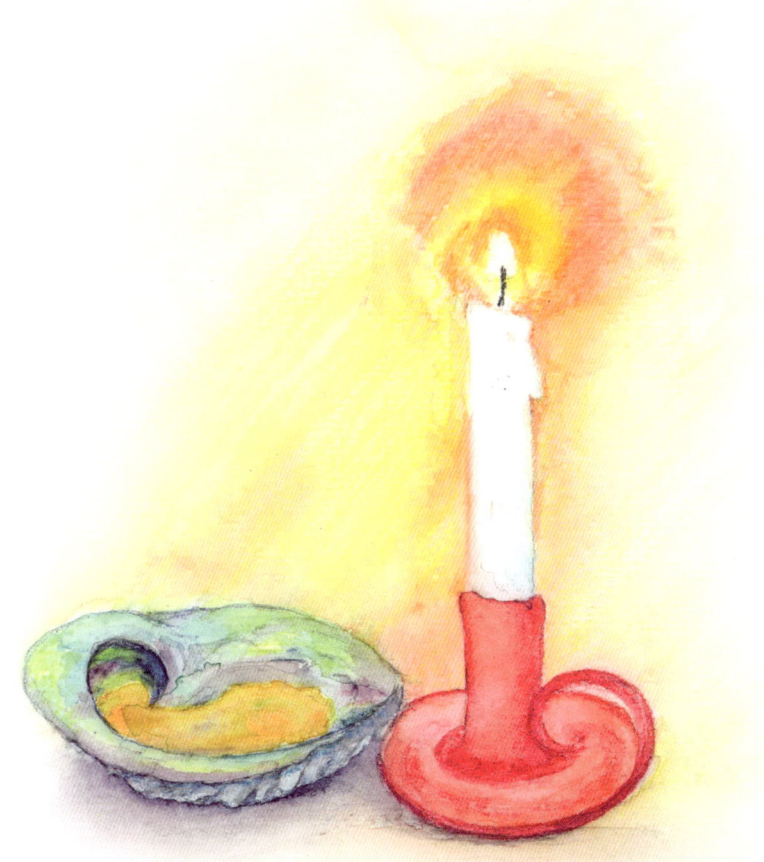

Maitri schält langsam einen Arm unter der Bettdecke hervor und hebt eine Hand so, dass Mama das Öl aus der Muschel dort hineinträufeln kann. Teddy schaut andächtig zu. Ein zarter Rosenduft breitet sich langsam aus, als Mama die Muschel wieder zurücklegt. Zuerst umfasst Mama mit beiden Händen Maitris ölige Hand. Das ist so warm! Wie in einer Höhle fühlt sich Maitris Hand geborgen und beschützt. Dann beginnt Mama, das Öl mit kleinen Massagebewegungen zu verteilen. Knetet die Hand vorsichtig, streicht langsam an allen Fingern entlang und wandert mit ihren Daumen über die Linien in Maitris Handfläche. Maitri schließt die Augen und genießt.

Zum Schluss malt Mama mit dem Öl eine kleine Sonne auf Maitris Handrücken und streicht von dort den ganzen Arm hinauf. Dann begleitet sie den Arm zurück unter die Decke. Teddy kommt alles so feierlich vor. Nun ist die andere Hand an der Reihe: Zuerst umfasst Mama mit beiden Händen Maitris ölige Hand ...

Als auch die zweite Hand weich und warm ist, seufzt Maitri glücklich. Sie öffnet ihre Augen. Dann wird sie nachdenklich. «Du, Mama. Ich vermisse Frau Seemann so sehr.» Mama nickt und streicht über Maitris Hand. Sie weiß, wie schwer es Maitri gefallen ist, das neue Schuljahr ohne ihre geliebte Klassenlehrerin zu beginnen. Sie schlägt vor, Frau Seemann einige gute Gedanken zu schicken. Maitri und Mama schließen die Augen und denken gemeinsam an Frau Seemann. Maitri stellt sich ein helles Lichtband vor, das von ihrem Herzen aus direkt zu Frau Seemann strahlt. Das ist schön! Maitri lächelt, aber nur kurz.

«Ich kann den blöden Moser nicht ausstehen. Der mag mich nicht!»

«Bist du dir sicher?» Mama schaut Maitri direkt in die Augen, doch Maitri weiß auch ohne diesen Blick sofort, was Mamas Frage zu bedeuten hat. Schon wieder ein Buddha-Trick. Zugegeben: einer, der schon ziemlich oft geholfen hat. Immer wenn sie dachte «Ich habe Recht!» und sich dann fragte «Bist du dir sicher?», konnte sie etwas Erstaunliches feststellen: Ihre Meinung ist nicht immer die einzig richtige. Menschen sind nicht nur so, wie Maitri denkt.

Mama beginnt, vom Elternabend zu erzählen. Lehrer Moser hatte gesagt, wie sehr er sich auf seine neue Klasse freue. Er habe schon zwei Ausflüge nächsten Monat geplant, um alle besser kennen zu lernen. Und dann sagt Mama auch noch, dass sie ihn letzte Woche am Schulgarten getroffen habe, als er Löwenzahn für die Meerschweinchen seines Neffen gesammelt hat.

Maitri denkt nach. «Bin ich mir sicher?», fragt sie sich im Stillen. «Vielleicht ist er ja doch ganz nett. Ich mag Meerschweinchen auch, und Ausflüge. Vielleicht schimpft er ja gar nicht mit mir, wenn meine Hausaufgaben ein paar Tränenflecken haben.» Sie atmet tief ein und sagt dann: «Ich bin nicht ganz sicher! Vielleicht mag er mich doch.»

Maitris magisches Mantra

Mama lächelt und beginnt, leise zu summen: Maitris allerliebstes Lied. Ein Lied voller Magie. Ein Mantra. Das hat Mama ihr schon vorgesungen, als sie noch ein kleines Baby war. Und auch für Jakob hat sie es schon unzählige Male gesungen. Während Maitri lauscht, denkt sie plötzlich an den Winter, in dem sie ihre Hände oft auf Mamas kugeligen Bauch gelegt hat und zusammen mit Mama für Lenchen gesungen hat. Lenchen war damals noch in Mamas Bauch. Maitri fühlt sich ganz ruhig und stimmt ins Summen ein. Dann singen sie:

Lokah samastah sukhino bhavantu

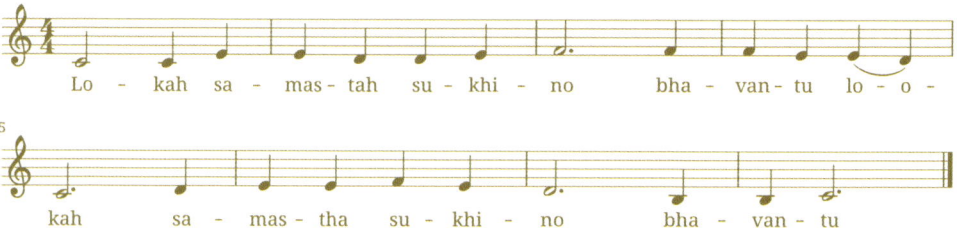

«Mögen alle Wesen glücklich sein», flüstert Maitri und denkt bei sich, dass dieses Mantra bestimmt auch ein geheimer Buddha-Trick ist. Ein ganz schön leichter Buddha-Trick. Immer, wenn sie es singt und anderen damit Glück wünscht oder ihnen gute Gedanken schickt, geht es ihr selbst gleich viel besser.

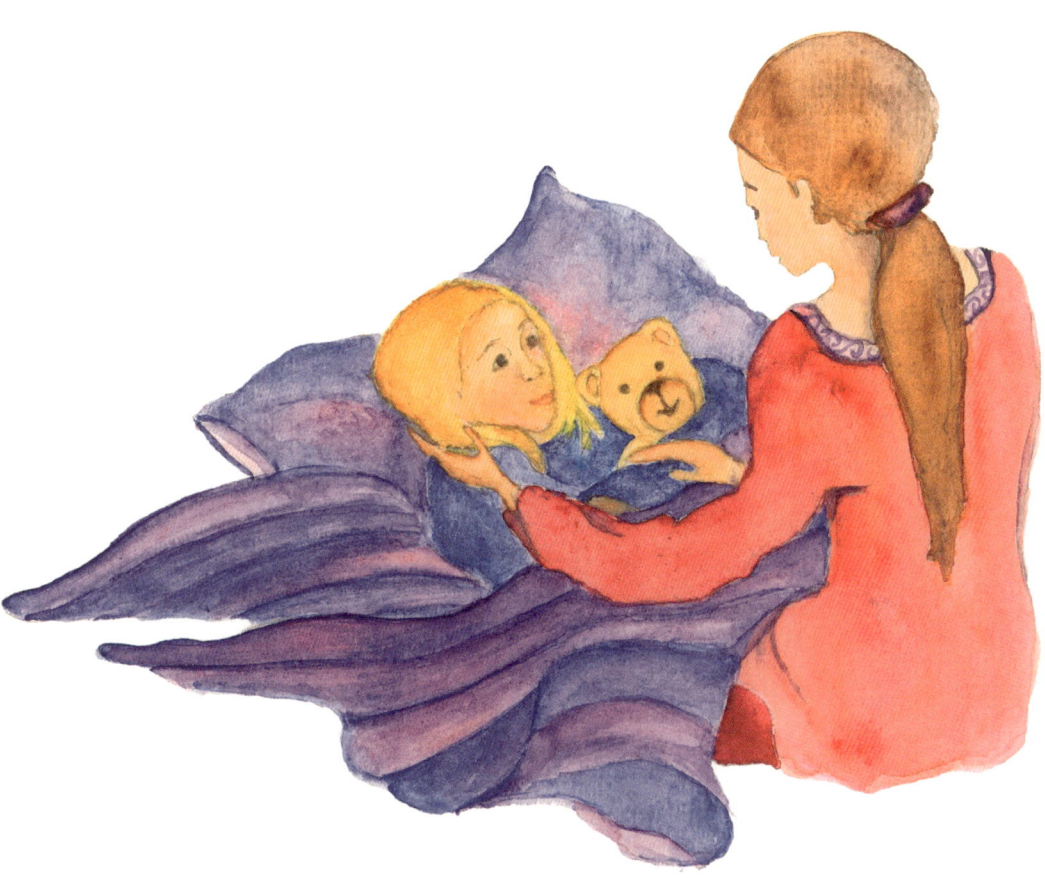

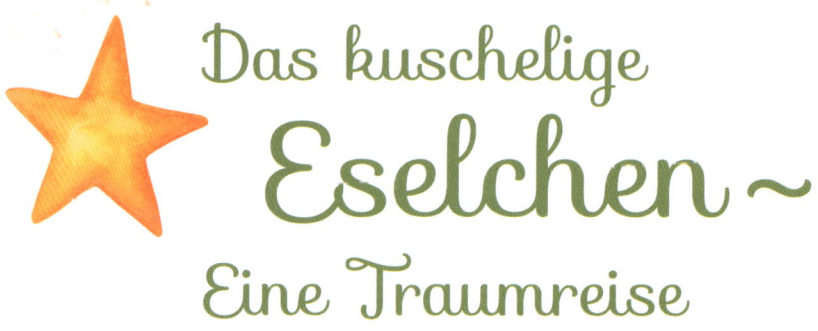

Das kuschelige Eselchen ~
Eine Traumreise

«Bist du bereit?», fragt Mama. Maitri nickt und schließt ihre Augen. Mama gibt ihr einen wolkenweichen Kuss. Zuerst auf das rechte Auge, dann auf das linke. Der «Gutenachtkuss der Stille» versiegelt alles Sprechen. Maitri weiß, dass jetzt die Zeit ohne Worte gekommen ist. Während sie daliegt und spürt, wie ihr Rücken tiefer in die Matratze sinkt, legt Mama ihre Hände auf Maitris Bauch und lässt sie da einige Zeit liegen. Maitri spürt die Wärme der weichen Mama-Hände.

«Diese Wärme, das ist die Sonne, die auf deinen Bauch scheint», sagt Mama. Stell dir vor, du liegst an einem warmen Frühlingstag auf einer blumigduftenden Wiese. Die Sonne strahlt auf dich herab.» Maitri atmet einmal ganz tief. Sie riecht Blumen und Gras und lässt sich, von der Sonne gewärmt, in ihre Blumenwiese sinken.

Und dann erzählt Mama die Traumreise vom kuscheligen Eselchen:

72

Du riechst den Duft der Blumenwiese, hörst das Singen der Vögel, spürst den leichten Wind, der dir ab und zu eine Haarsträhne aus dem Gesicht weht. Neben dir, ganz in der Nähe, hörst du ein vertrautes Geräusch. Es ist dein Lieblings-Eselchen, das gemütlich auf der Wiese grast. Du hörst, wie Eselchen Büschel von Gras und Kräutern abrupft, kaut und gleich den nächsten Büschel nimmt, kaut und den nächsten Büschel nimmt, kaut und den nächsten Büschel nimmt … Zwischendurch, immer mal wieder, ein tiefes Schnauben, weil eine Pusteblume seine Nüstern kitzelt.

Nach einiger Zeit bemerkst du, wie das regelmäßige Geräusch, das Eselchen beim Fressen macht, immer näher zu dir kommt. Eselchen grast jetzt ganz dicht neben dir. Du streckst deine Hand aus und legst sie auf sein kuscheliges Fell. Kraulend betrachtest du das gemütlich fressende Eselchen.

Doch mit einem Mal hört Eselchen auf zu fressen. Es stupst dich mit seinem samtigen Maul vorsichtig am Arm, dann pustet es dir sanft ins Gesicht. Seine Nüstern sind rund und weich. Die vielen Tasthaare an seinem Maul kitzeln dich ein wenig. Lachend richtest du dich auf und schaust in große dunkle Augen. Mit seinem Blick scheint Eselchen dir etwas sagen zu wollen. Du weißt genau, was es ist: Traust du dich? Zögernd stehst du auf, legst deine Arme um Eselchens Hals, kraulst das kuschelige Fell und gräbst deine Nase tief hinein. Wie wundervoll Eselchen duftet! Aber: Traust du dich? Willst du es wagen? Einen Ausritt mit Eselchen ohne Sattel, ohne Zügel, ganz frei durch die Welt?

Noch einmal stupst dich Eselchen mit seinem Maul an. Also gut: Etwas weiter, dort wo sich die Wiese zu einem kleinen Hügel erhebt, thront ein alter Baum mit ausladenden Ästen. Darunter steht eine Bank. Dorthin läufst du. Eselchen weicht nicht von deiner Seite. Nebeneinander geht ihr beide den Hügel hinauf, bis ihr direkt neben der Bank unter dem Baum steht. Du kletterst auf die Bank und Eselchen stellt sich so dicht daneben, dass du von dort aus mühelos auf seinen Rücken gleiten kannst. Euer Ausflug kann beginnen. Schaukelnd trägt dich Eselchen behutsam den Hügel wieder hinab. Auf seinem warmen Rücken geht es durch die sonnige Landschaft. Schritt für Schritt für Schritt ...

Dann hebt Eselchen den Kopf und richtet seine langen Ohren auf. Wie gebannt schaut es zum Wald, der vor euch liegt. Auch du betrachtest den lichten Buchenwald eine Weile und bekommst große Lust, ihn gemeinsam mit Eselchen zu erkunden. Schon läuft Eselchen in den Wald hinein. Dort stehen mächtige Bäume, die ihre Äste wie Arme in den Himmel strecken. Ihre Blätter tanzen leicht im Wind. Durch das lichte Blätterdach fallen die Frühlingssonnenstrahlen auf den duftenden Waldboden. Es ist ein glitzerndes Spiel aus Licht und Schatten. Eselchen trippelt fröhlich, als wolle es mit seinen Hufen die glitzernden Lichtpunkte fangen. Die Hufe sinken unhörbar in den Sandboden. Fast scheint ihr zu schweben. Es ist herrlich, so getragen zu werden. Du lehnst deinen Oberkörper weit nach vorne, bis du ihn auf die duftende Eselmähne ablegen kannst. Deine Arme umschlingen Eselchens Hals. Der regelmäßige Rhythmus seiner Schritte lässt dich ganz schwer werden.

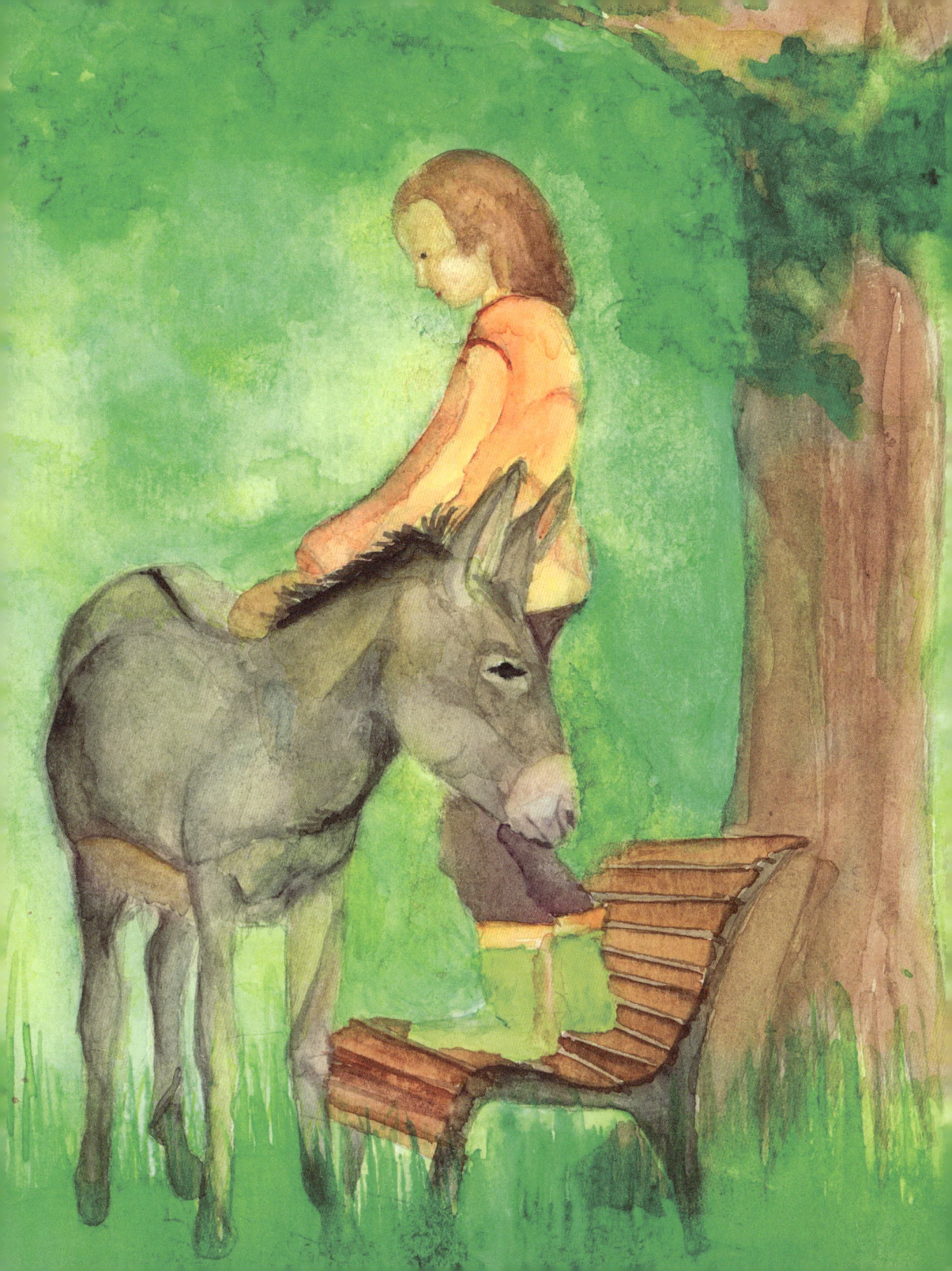

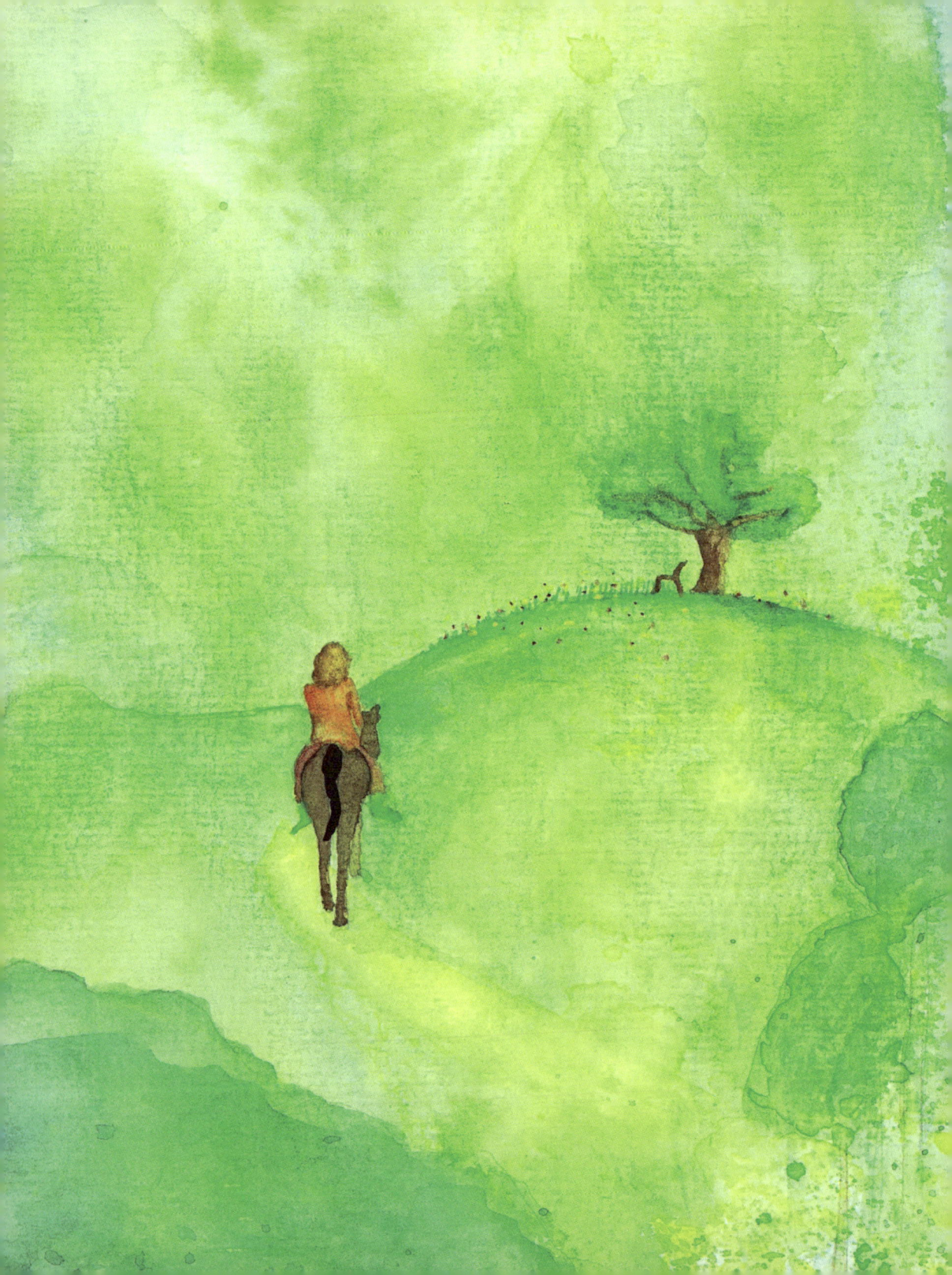

Dann bläht Eselchen seine Nüstern. Ein Duft von Blumen und frischem Gras liegt in der Luft. Du richtest dich auf und schaust. Euer Weg durch den Buchenwald war ein Rundweg, der euch wieder zur Blumenwiese zurück- geführt hat. Jetzt trägt dich Eselchen wieder sanften Schrittes den Hügel hinauf bis zum großen Baum. Dort stellt es sich so nah an die Bank, dass du mühelos absteigen kannst. Schon stehst du auf der Bank und streichelst von oben Eselchens Rücken. Dort, wo du gesessen hast, ist das Fell struppig und durchgewuschelt. Immer wieder streichst du darüber, bis alles wieder glatt ist.

Erst jetzt bemerkst du, wie müde dich der Ausritt gemacht hat. Du steigst von der Bank und gehst noch ein paar wenige Schritte, bis zu einer Stelle, die von dichtem Gras und gelb leuchtendem Löwenzahn umgeben ist. Esel- chen, stets an deiner Seite, bleibt stehen, als du dich auf die Erde legst. Lang ausgestreckt liegst du da. Von der Erde getragen, schläfst du glücklich ein, während die Sonnenstrahlen deinen Bauch wärmen. Eselchen steht nah bei dir. Seinen Kopf hält es wachsam über deinem Körper, seine Augen sind dabei halb geschlossen. Eselchen kann im Stehen schlafen und gleich- zeitig wachen.

Du bist entspannt, warm und beschützt.
Ein Erden-Kind, das jetzt bald schläft.

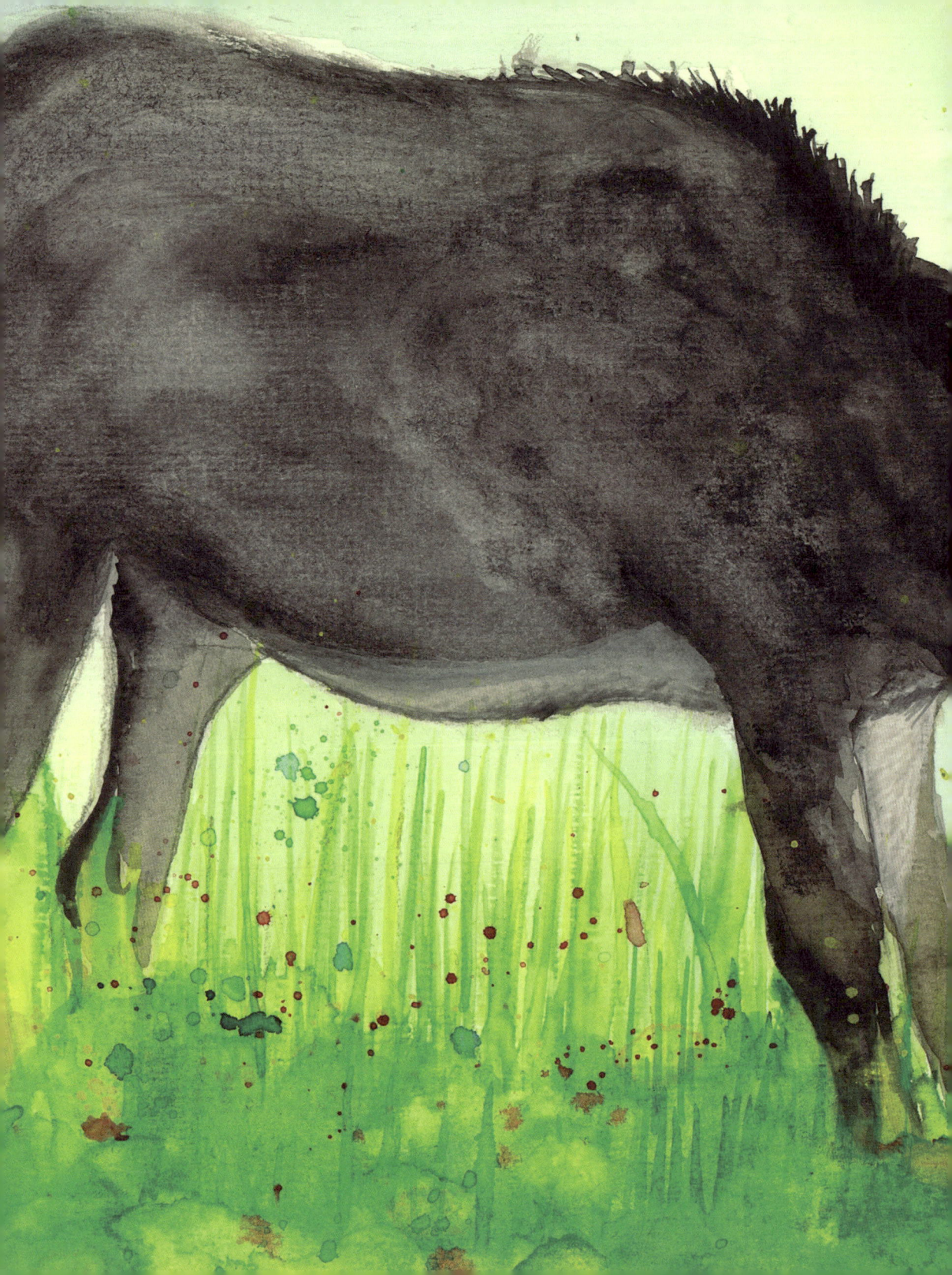

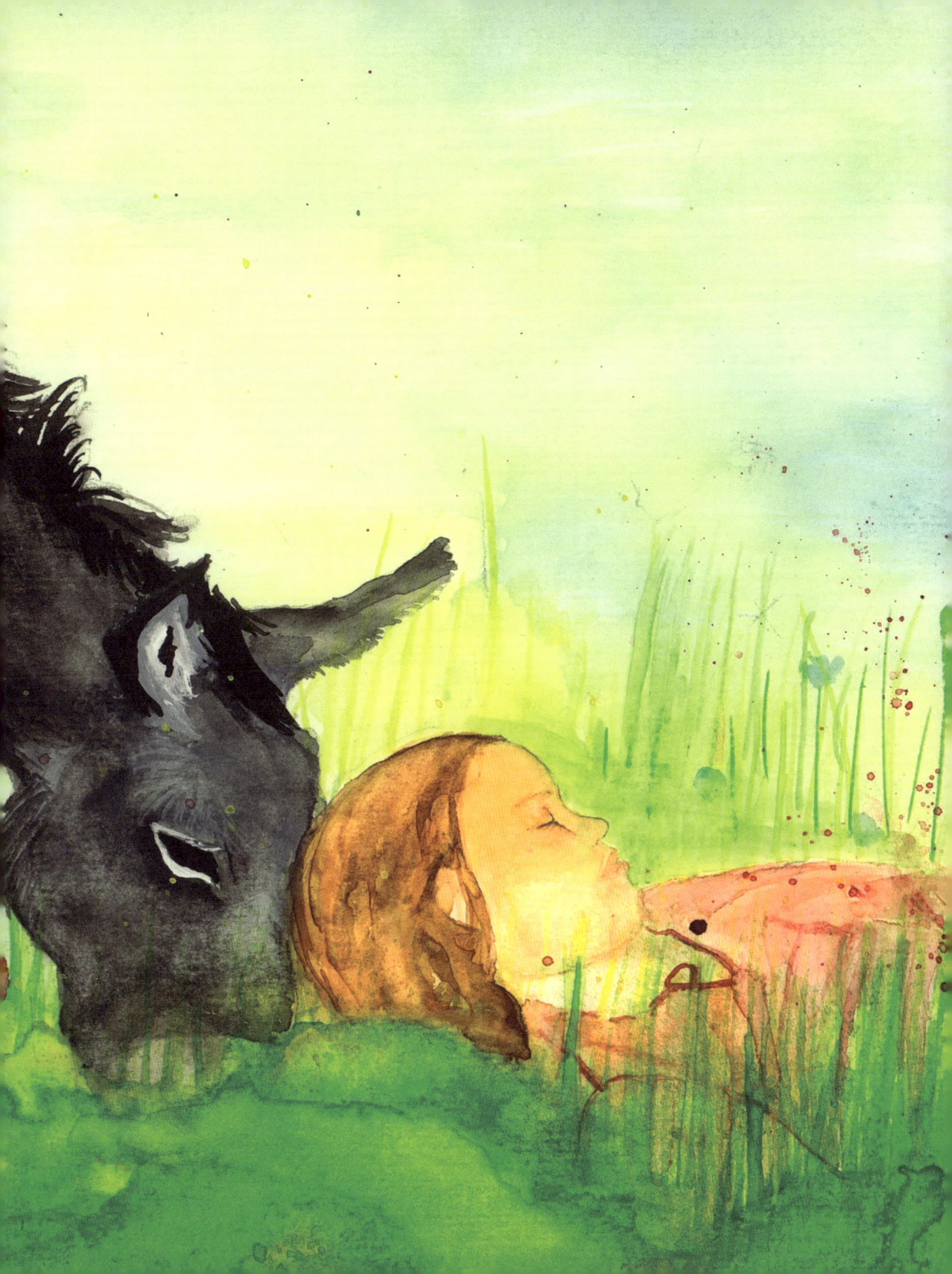

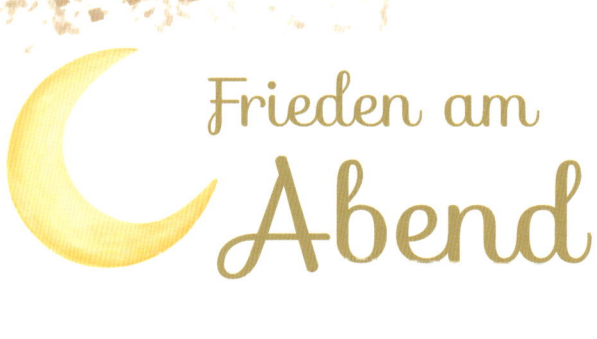

Frieden am Abend

Maitri lächelt, Mama auch. Vorsichtig nimmt Mama ihre Hände von Maitris Bauch und merkt, dass sie schon fast eingeschlafen ist. «Zur Meditation bleibe ich hier vor deinem Bett sitzen», flüstert sie. «Schlaf schön, mein Liebes.»

Mama lässt sich im Licht des Kerzenscheins auf ihrem Meditationskissen nieder und sitzt ganz still. Würde Maitri sie jetzt sehen, wäre sie erstaunt. Mama sitzt wie ein Fels und wie eine Feder zugleich, fest und doch leicht.

So meditiert sie eine ganze Weile vor Maitris Bett.

Nach einiger Zeit beendet Mama ihre Meditation. Sie nimmt die Arme hoch über den Kopf, reckt und streckt sich, atmet tief. Sie massiert ihre Beine und Füße. Dann stellt sie sich hin und sieht, wie friedlich Maitri schläft:

Wundervolles Kind. Wundervoller Augenblick.

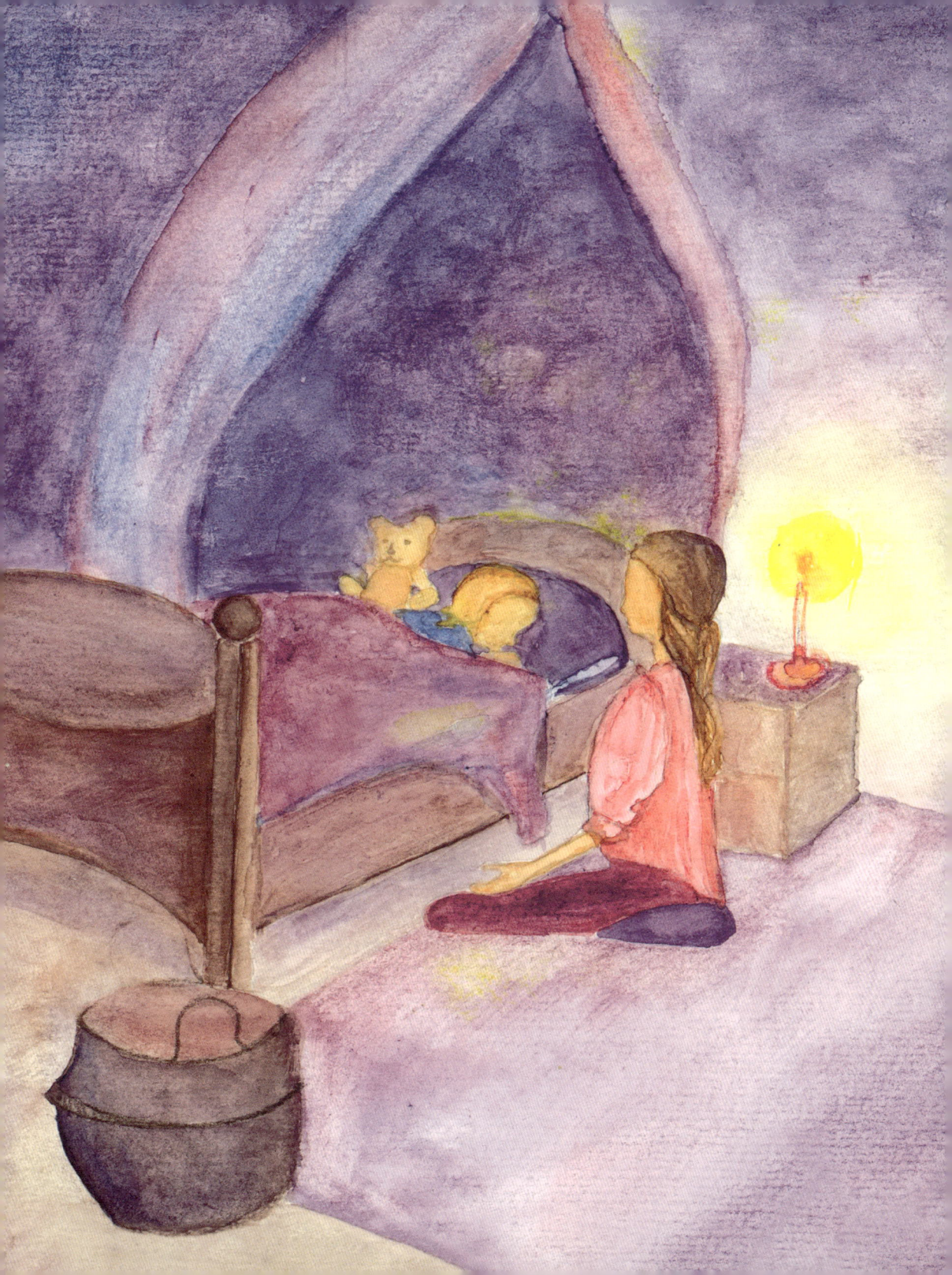

Mama pustet vorsichtig die Kerze aus. Teddy bemerkt es nicht, auch er schläft längst.

Dann schleicht Mama auf leisen Sohlen durch die Tür und geht zu Lenchen hinüber. Langsam öffnet sie die Tür zu Lenchens Zimmer. Sie ist wie eine verpuppte Raupe in ihren Schlafsack gewickelt und hält ihr Kuschel-Schäfchen fest in ihren Armen:

Wundervolles Kind. Wundervoller Augenblick.

Achtsam verlässt sie Lenchens Zimmer und geht zu Jakob. Sein Kopf liegt entspannt auf dem Kopfkissen, nur die Füße sind merkwürdig auf einem Kissenstapel am Fußende seines Bettes hochgelegt, und dass da noch jemand Wuscheliges am Fußende schläft, sieht Mama gar nicht:

Wundervolles Kind. Wundervoller Augenblick.

Dann hört sie Papa. Er hat sich ins Wohnzimmer zurückgezogen und spielt leise, wie früher, auf seiner alten Gitarre. Für eine Weile lauscht Mama den Klängen, dann schleicht sie auf Zehenspitzen aus Jakobs Zimmer.

Während Mama noch überlegt, heute auch früh schlafen zu gehen, ist Maitri schon längst in ihren Träumen unterwegs. Wie Pipi Langstrumpf, Tommi und Annika auf dem Tupfenpferd «Kleiner Onkel» reitet sie mit Jakob

82

und Lenchen auf Eselchen über eine duftende Blumenwiese. Die Sonne scheint. Es sind Ferien.

Als Jakob und Lenchen absteigen, um Blumen zu pflücken, reitet Maitri mit Eselchen weiter. Sie fordert Eselchen auf, zu traben und schließlich zu galoppieren. Das schaukelt so schön. Maitri wünscht sich, dass Eselchen schneller und schneller galoppiert, so schnell, bis sie vom Boden abheben und fliegen.

Bis hoch in die Wolken. Sie fliegen ganz frei ... über die Bäume, über die Schule, über den Schulhof und über den neuen Lehrer mit dem braunen Hut. Ach, wenn Maitri genau hinschaut, ist der Hut überhaupt kein bisschen hässlich, sondern irgendwie sogar richtig lustig. Und sie will auch gar nicht mehr hinunter spucken. «Hallo, Herr Moser!», ruft Maitri so, dass er zu ihr nach oben schaut. Erstaunt blickt er zum Himmel. Er erkennt Maitri sofort, zieht seinen Hut vom Kopf und winkt ihr damit freudig zu. «Hallo Maitri, guten Flug!», erwidert er begeistert, als er sie mit Eselchen durch die Lüfte fliegen sieht. Maitri winkt lachend zurück. «Bis Morgen!», ruft sie

... und freut sich schon auf den neuen Tag.

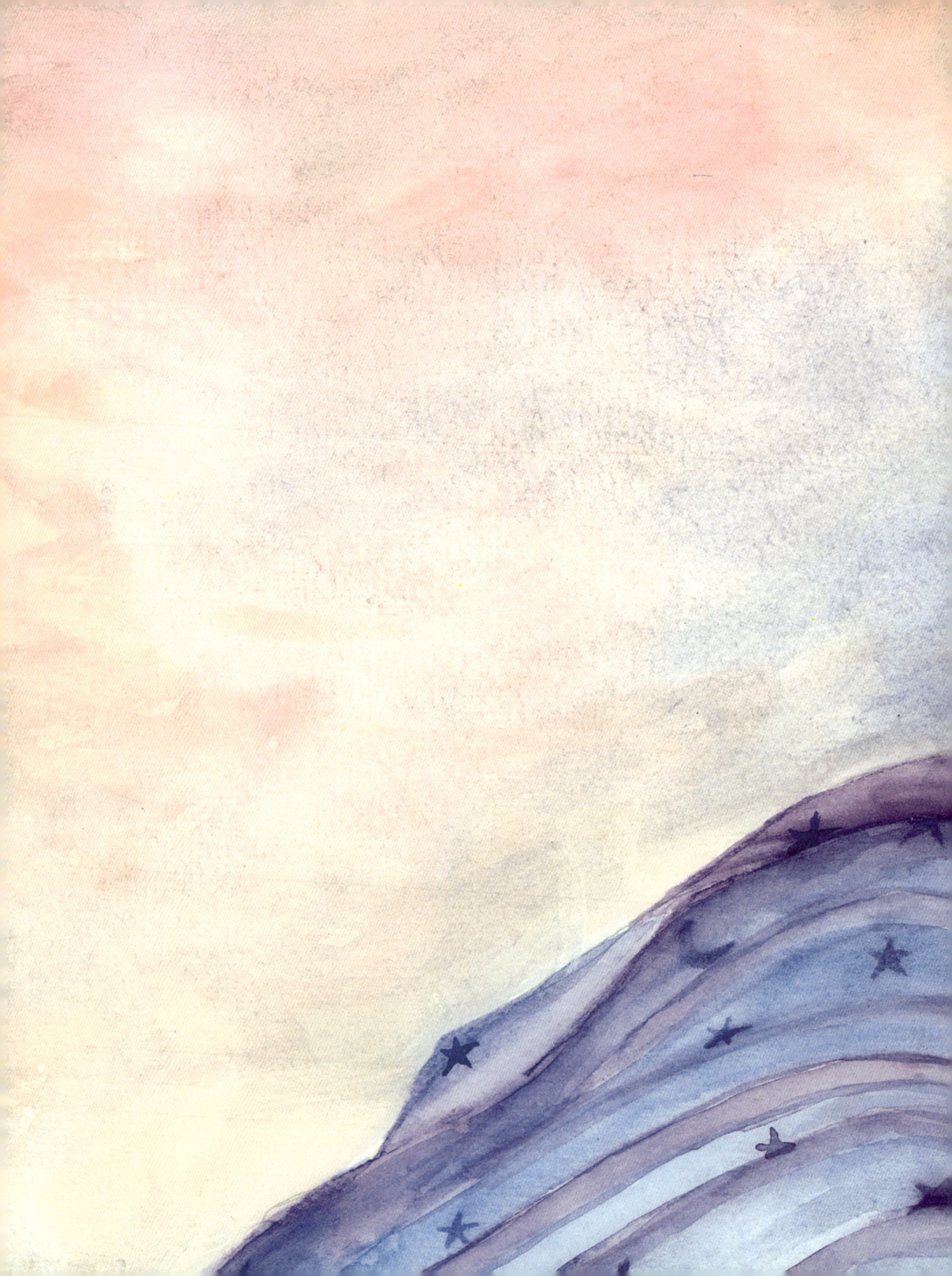

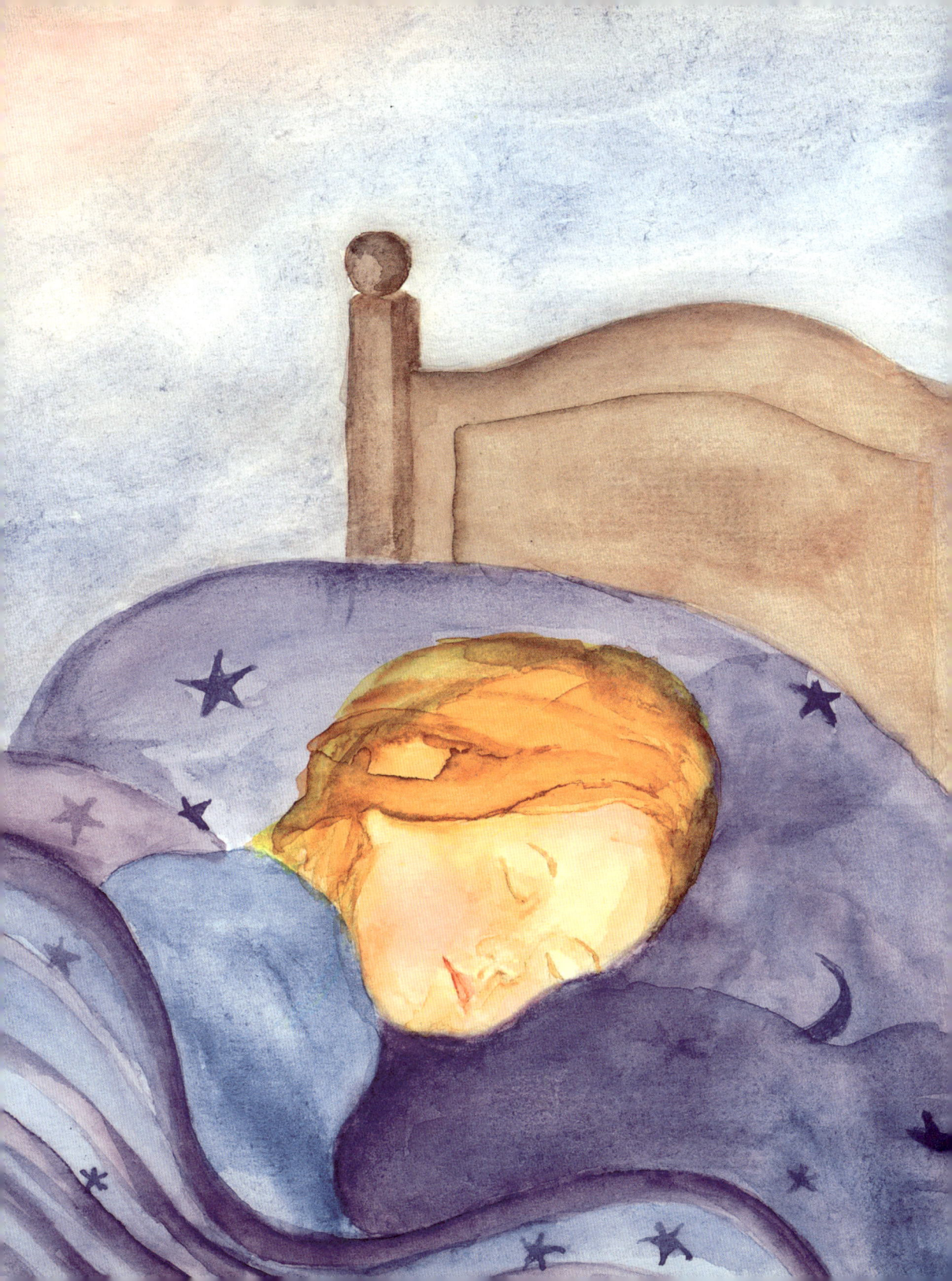

Nachwort für Erwachsene

Nun, da deine Lieben friedlich schlafen, kann ich dir auch noch verraten, was Mama so alles tut, während ihre Lieben im Land der Träume unterwegs sind. Vielleicht findest du hier die ein oder andere Anregung, um auch deinen Tag zu einem wundervollen Abschluss zu bringen und anschließend glücklich einzuschlafen.

Wie meditiert Mama eigentlich?

Sie sitzt ruhig auf ihrem Meditationskissen, legt die linke Hand auf ihre rechte Schulter und die rechte Hand auf ihre linke Schulter. Die Arme sind dabei entspannt. Sie lässt den Kopf etwas sinken und schließt die Augen. Jetzt ist sie ganz bei sich und schenkt sich diese Umarmung.

Nach einiger Zeit legt sie die Hände auf ihre Oberschenkel. Sie setzt sich zurecht, richtet ihre Wirbelsäule auf. Fast automatisch hört sie im Inneren die Stimme ihrer Lieblings-Yogalehrerin, die sie zu einer Achtsamkeitsmeditation einlädt:

Spüre ...

Spüre alle Körperteile, die die Erde berühren. Lass sie schwer nach unten sinken.
Nimm den aufgerichteten Rücken wahr. Deine Schultern sind weich.
Entspanne deine Kiefermuskulatur und von dort aus dein ganzes Gesicht.
Spüre deinen Körper — unbewegt.

Nimm deinen Atem wahr und mache dir jeden Atemzug bewusst.
Einatmend verfolge deinen Atem über seinen ganzen Weg in den Körper hinein.
Ausatmend verfolge deinen Atem über seinen ganzen Weg aus dem Körper hinaus.
Lass den Atem frei fließen, ohne einzugreifen.
Jeder Atemzug entspannt deinen Körper tiefer.
So übend, verweile einige Minuten in der Stille.

Zum Abschluss atme lang und tief ein.
Lass die Ausatmung einfach geschehen. Ein völliges Loslassen.
Spüre deinen ganzen Körper entspannt und ruhig.
Spüre diesen wundervollen Augenblick.

Mögest du glücklich sein.
Mögen deine Lieben glücklich sein.
Mögen alle Wesen glücklich und frei sein.

Lokah samastah sukhino bhavantu.

Wie übt Mama Achtsamkeit?

Nachdem sie ihre Meditation abgeschlossen und ihre Lieben betrachtet hat, verlässt sie Jakobs Zimmer. Glücklich und zufrieden macht sie sich auf den Weg ins Bad. Mit jedem Schritt entspannt sie sich ein wenig mehr, genießt die Ruhe um sich herum und spürt, wie sanft und gleichmäßig ihr Atem jetzt fließt.

Langsam gehend nimmt sie die Erde unter ihren Füßen wahr. «Mutter Erde», flüstert sie und ist dankbar über die wundervolle Erde, die immer für sie da ist, die sie trägt und nährt.

Dann spürt sie ihre Füße. Wieso spürt sie die Füße tagsüber nicht öfter? Es ist ein Geschenk, diese Füße und Beine zu haben, überall hingehen zu können, wohin sie möchte, zu laufen, zu rennen, zu tanzen! «Danke, Achtsamkeit», sagt sie im Stillen.

Im Badezimmer fühlt sie beim Waschen das Wasser auf ihrer Haut. Wie wundervoll, dass sie in einem Umfeld lebt, in dem Wasser ganz leicht aus dem Wasserhahn fließt und sie sich darum nicht sorgen muss.

Beim Zähneputzen erinnert sie sich an ihren letzten Zahnarztbesuch. Was für ein Geschenk eigentlich, dass in ihrem Leben sofort ein Zahnarzt erreichbar ist, wenn sie ihn braucht. Und was für ein Geschenk, in diesem Moment keine Zahnschmerzen zu haben.

Überhaupt keine Schmerzen. Ihr ganzer Körper fühlt sich gerade erfrischt und gesund an. Die Kopfschmerzen von heute Nachmittag sind nur noch ganz leicht da. Sie treten sofort in den Hintergrund, wenn sie sich auf ihren Atem konzentriert. Beste Bedingungen, um glücklich zu sein. Oder?

Sie verlässt das Bad. Ohne «Autopilot». Bewusst drückt sie den Lichtschalter nach

88

unten. Klick. Sie schließt die Tür, wobei sie wahrnimmt, wie kühl und glatt sich die Klinke in ihrer Hand anfühlt.

Die Erde spürend geht sie Schritt für Schritt Richtung Bett. Als sie schließlich im Bett liegt, bewegt sie noch einmal jeden einzelnen Finger. Sie legt die Hände auf ihren Bauch, ihre weichen Hände, mit denen sie Maitri eben noch massiert hat. Wundervolle Hände! Sie können so viel Liebe geben. Mit den Händen auf ihrem Bauch stellt sie sich vor, auf einer duftenden Blumenwiese zu sein, während die Sonne wärmend auf sie scheint. So sinkt sie immer tiefer ins Bett.

«Eigentlich ist es mit mir wie mit Levi und seinem Hund», findet sie. «Alles kommt anders, als man denkt. Ich hatte mich auf einen gemütlichen Abend gefreut, aber als ich nach Hause kam, war es hier ungemütlich. Die Kinder stritten, wurden mit dem Essen nicht fertig und niemand hat mir geholfen. Doch unverhofft, als ich mich entschlossen habe, achtsam zu sein, wurde dieser Abend für mich zu einem wunderschönen Abend. Gemütlicher als heute geht es eigentlich nicht! Danke, Buddha.»

Sie nimmt noch einige Male wahr, wie ihr Atem sanft ein- und ausströmt, wie ihre Gedanken zur Ruhe kommen.

Dann schläft auch sie zufrieden ein.

Über die Autorin

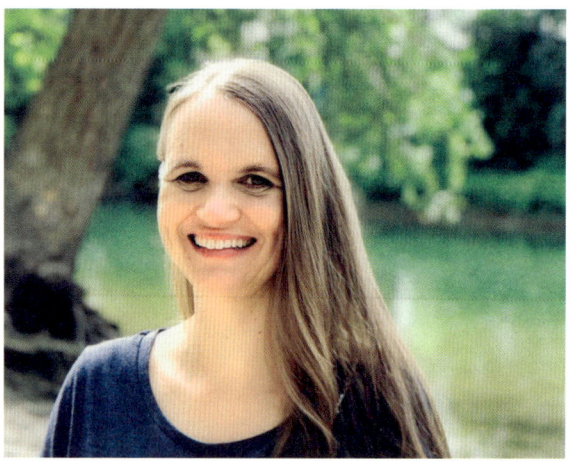

Dr. Daniela Heidtmann hat Literatur und Linguistik studiert. Viele Jahre arbeitete sie in einem sprachwissenschaftlichen Forschungsinstitut zum Thema «Menschliche Kommunikation» und publizierte zahlreiche wissenschaftliche Aufsätze und Bücher. Schon während ihres Studiums entdeckte sie die wohltuende Wirkung des Yoga, absolvierte eine Ausbildung zur Yogalehrerin und unterrichtet seit 2001 Kinder und Erwachsene. Bekannt wurde sie durch ihr Yogabuch «It's Buddha Time. Mit Yoga die Kinder glücklich ins Bett und endlich Stille für mich» (2017). Daniela lebt mit ihrer Familie in Mannheim, wo sich auch ihre Yogaschule befindet. Hier unterrichtet sie seit 2007 hauptberuflich achtsames Yoga in einer präzisen Ausrichtung sowie Meditation. Da sie Yoga am allerliebsten umfassend weiter gibt, bildet sie auch Yogalehrer(innen) aus.

www.yoga-neckarau.de

Über die Illustratorin

Teresa Heilmann lebt mit ihrem Sohn in Mannheim und studiert Waldorf-pädagogik. Erste Bilderbücher mit selbsterdachten Geschichten entstanden bereits in ihrer Jugend aus Freude am Malen und der Begeisterung für fremde Kulturen. Inspiriert sind ihre farbenfrohen Illustrationen von der künstlerischen und schöpferischen Arbeit mit Kindern und Jugendlichen während längerer Aufenthalte in Peru und China. Teresa ist die Haupt-Illustratorin des Buches «It's Buddha Time» (2017). Neben dem Malen beschäftigt sie sich mit Bildhauerei, Musik und Kunst.

www.teresaheilmann.ideenhochdrei.org

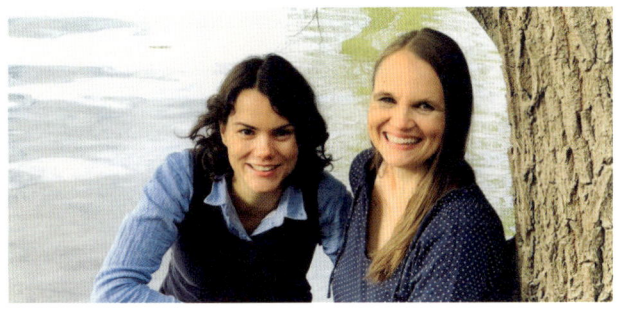

Teresa und Daniela nach getaner Arbeit!

Danksagung

Teresa Heilmann

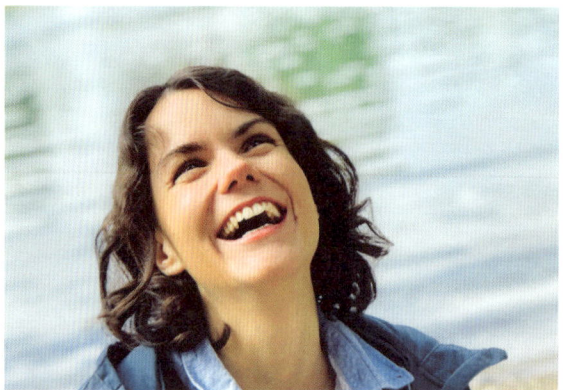

Dieses Projekt gleich von Anfang an mit dir als Illustratorin planen zu dürfen, liebe Teresa, hat mir viel Rückenwind beim Schreiben gegeben. Ich habe mich so gefreut, zum zweiten Mal mit dir zu arbeiten. Deine künstlerischen Werke, deine Intuition und dein Farbenspiel berühren mich tief. Ich bin dankbar, den Prozess zu erleben, in dem meine Worte zu deinen Bildern werden. Hoffentlich folgen noch viele weitere gemeinsame Projekte. Ich wünsche Sarel und dir viel Freude mit dem Yoga-Abendritual. Herzlichen Dank, liebe Teresa. Namasté!

Karolin Huschak

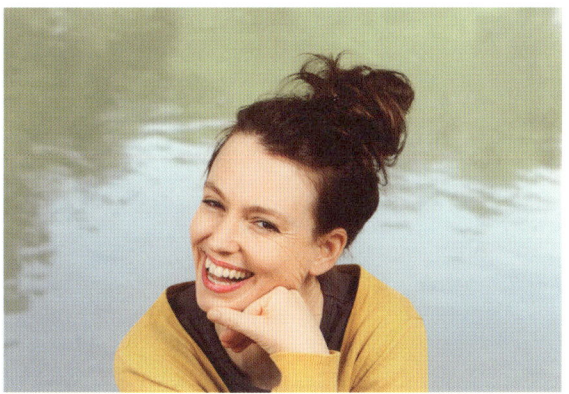

Ohne deine umfangreiche Unterstützung, liebe Karo, würde es «Yoga, Mond und Sterne» nicht geben. Du hast mich ermutigt, diese Geschichte zu schreiben und vertrauensvoll loszulegen, zu einem Zeitpunkt, als weder die Finanzierung des Vorhabens noch ein Verlag in Sicht waren. Natürlich hat sich dann alles ganz einfach gefügt (hast du ja auch gesagt …). Viele deiner Ideen leben in diesem Buch, wir haben es über weite Strecken gemeinsam entwickelt. Als Mutter, Hebamme und langjährige Yogalehrerin besitzt du die Gabe, dich in Kinder, nein, in ganze Familien einzufühlen. Immer wieder hast du Maitri und ihre Familie mit modelliert, viele Ideen beigesteuert, kritisch gefragt, Dinge verworfen und Neues entstehen lassen. Cooler Flow. Natürlich haben wir auch Asanas getestet, meditiert und gelacht – gehört sich ja auch so! Von Herzen danke, liebe Karo. Namasté!

Carina Jantschke

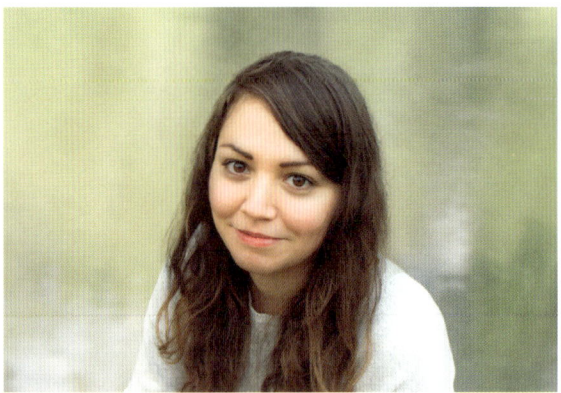

Was für ein wunderbarer Zufall ... ach nein, mit Sicherheit sollte es genauso sein, liebe Carina, dass du zu uns ins Team kamst. Ich dachte am Anfang, es würde schwierig werden, eine Grafikerin zu finden, die die besondere Stimmung von «Yoga, Mond und Sterne» in ihren Vorschlägen aufgreift. Doch schon nach deinen allerersten Entwürfen wusste ich, dass ich sie, ohne lange zu suchen, schon gefunden hatte. Ich konnte die grafische Gestaltung entspannt in deine Hände geben. Ein Riesenglück! Vielen lieben Dank Carina für Sorgfalt, Präzision, Schnelligkeit und wundervolle Ideen bei der grafischen Umsetzung aller Ideen.

Weitere liebe Menschen haben das Projekt «Yoga, Mond und Sterne» auf unterschiedliche Weise begleitet und mich unterstützt.

Ohne **Mailin** hätte ich diese Geschichte nicht geschrieben. Sie wartet immer ungeduldig auf Fortsetzungen und nimmt natürlich gleich alle drei – das kuschelige Eselchen, die Katze Minka und den Wuschel-Hund – mit ins Bett. **Lilien** findet es gerecht, rote Anmerkungen und Meckereien in meinem Text zu hinterlassen – schließlich mache ich das bei ihr ja auch (aber nicht in rot!). Sie hat dabei übrigens immer Recht, denn sie kennt Maitri noch viel besser als ich. Nicht wahr, Lili?

Das allererste Lektorat hat **Katja Schröder** mit pädagogischem Blick übernommen. Außerdem prüfte sie alle Asanas, die Maitri beim Aufräumen macht, auf Verständlichkeit und Praktikabilität. Herzlichen Dank, liebe Katja!

Nadine Mescher hat die Asanas gleich mit ihrer ganzen ersten Klasse erprobt und den Buchstaben «Y» anhand des Wortes «Yoga» eingeführt. Das ist eine super Idee, finde ich! Danke, Nadine, für die hilfreichen Rückmeldungen zum «Aufräumen mit Yoga».

Dr. Regina Schober probierte das Yoga-Abendritual schon vor der Publikation mit **Clara** und **Julian** aus. Beim allerersten Mal schlief Julian direkt bei der Traumreise ein (Julian, du bist ein Schatz!) und Clara hat mir ein echtes Verlaufs- und Bewertungsprotokoll für die komplette Geschichte gezeichnet (Clara, das hast du so toll gemacht, Dankeschön!). Lieben Dank, Regina, fürs Testen, deine inhaltlichen Hinweise zum Text und die Transkription meiner Lied-Kompositionen.

Dr. Reinhold Schmitt ist seit zwei Jahrzehnten derjenige, mit dem ich am intensivsten an Texten arbeite. Seine kritisch-konstruktive Auseinandersetzung mit meinen Arbeiten lehren mich oft, Buddhas Ratschlag zu befolgen und Dinge, von denen ich dachte, ich bräuchte sie ganz dringend, loszulassen. Natürlich wird so jeder Text besser, auch dieser. Herzlichen Dank, Reinhold, für unzählige Stunden Lektorat und Diskussion.

Besonders geduldig war **Angela Barth**. Sie hat mein Manuskript gründlich durchgearbeitet, obwohl sie es aushalten musste, dass Maitri im Badezimmer einen randvoll gefüllten Becher auf ihren Rücken stellen will. Von Angela stammt auch die schöne Idee, dem Asteya Verlag das Libellen-Logo zu geben, welches Carina dann grafisch umgesetzt hat. Thanks a lot!

Das letzte Wort beim Layout hatte natürlich **Nghia**, mit Design-Blick. Danke, Gold…!

Meine **Mutter** ist die schnellste Lektorin der Welt und immer gespannt auf neue Entwicklungen der Geschichte - natürlich schlägt ihr Herz für den Wuschel-Hund am Fußende des Bettes, oder Mama? Mein **Vater** hingegen hat keine Zeit zum Lesen, weil er dauernd selbst schreibt. Dafür habe ich vollstes Verständnis.

Den letzten Orthographie-Schliff bekam dieser Text von **Werner Mayer**. Ihm entgeht einfach nichts. Merci beaucoup!

Alle Fragen zwischendurch, vom Format bis zum Marketing, hat mir **Yvonne Wenzel** aus ihrer Erfahrung als Yogini und Buchhändlerin geduldig beantwortet. Sie hatte immer ein offenes Ohr. Dankeschön, meine liebe Yvonne!

Last but not least war **Bernhard** da. Derjenige, der schaut, dass zu Hause der Laden läuft, wenn ich mal wieder schreibend abgetaucht bin ... Namasté and more!

Ihr Lieben, danke, dass ihr mich unterstützt!

Wer zu müde ist, um «Yoga, Mond und Sterne» zu lesen, findet die Audio-Aufnahme zum Buch bei Igel Records. **Andrea Witt** hat sich um die Produktion gekümmert. Herzlichen Dank!

Und natürlich: Danke Yoga, Danke Buddha, Danke Achtsamkeit!

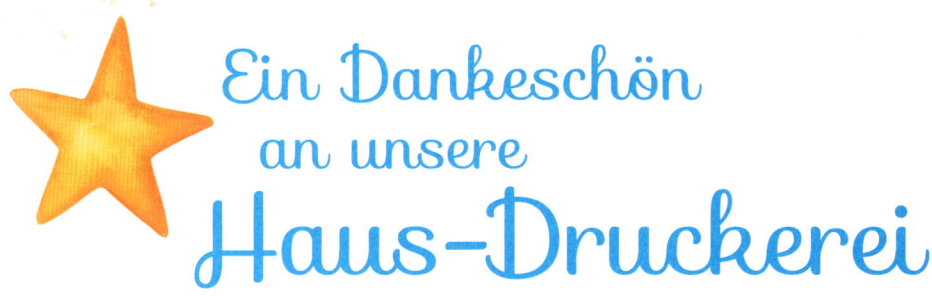

Ein Dankeschön an unsere Haus-Druckerei

Seit fast 10 Jahren arbeiten wir bei unseren Buch-Projekten mit der Druckerei Schwörer aus Mannheim-Neckarau zusammen. An dieser Stelle möchten wir Sven Schwörer und seinem Team herzlich danken für die kompetente Beratung rund um Papier, Druck, Farben und Nachhaltigkeit sowie für die sorgfältige Umsetzung unserer Ideen.

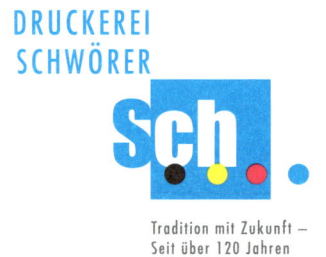

DRUCKEREI
SCHWÖRER

Tradition mit Zukunft –
Seit über 120 Jahren

Druckerei Schwörer GmbH & Co. KG
Bensingerstraße 1
D-68199 Mannheim
info@druckerei-schwoerer.de
www.druckerei-schwoerer.de

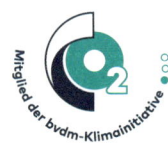

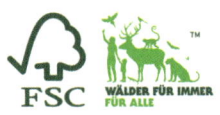

Das Zeichen für
verantwortungsvolle
Waldwirtschaft.
FSC® C106855 • www.fsc.org

KIDS IN BALANCE

Ab 6 Jahren

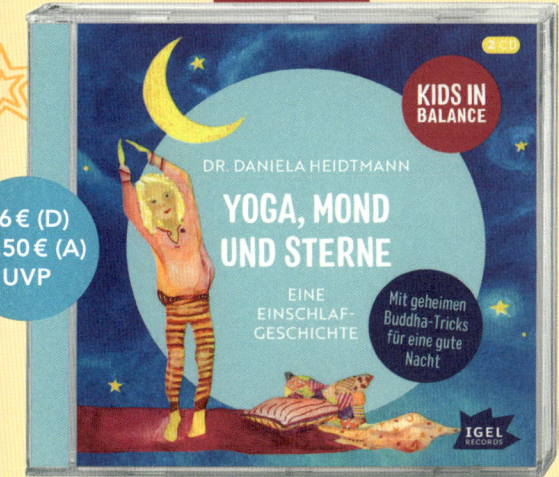

DR. DANIELA HEIDTMANN

YOGA, MOND UND STERNE

EINE EINSCHLAF-GESCHICHTE

Mit geheimen Buddha-Tricks für eine gute Nacht

KIDS IN BALANCE

6 € (D)
6,50 € (A)
UVP

2 CD | 120 Minuten   ISBN 978-3-7313-1230-7
Autorenlesung mit Klängen, Geräuschen und Musik

Ab 3 Jahren

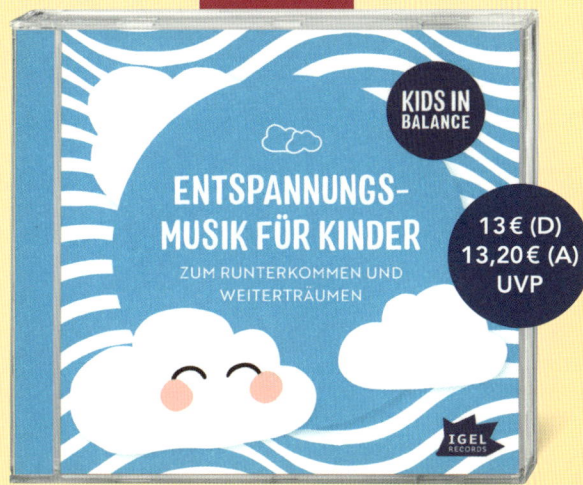

RUDI MIKA

ENTSPANNUNGSMUSIK ZUM EINSCHLAFEN

OHNE STRESS INS BETT

KIDS IN BALANCE

13 € (D)
13,20 € (A)
UVP

1 CD | 60 Minuten   EAN 4013077989952

Ab 8 Jahren

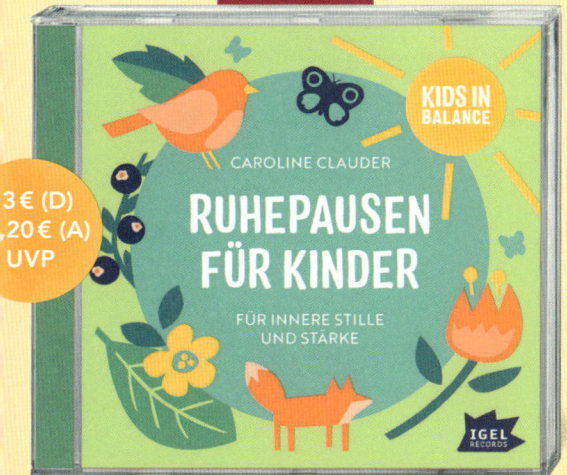

CAROLINE CLAUDER

RUHEPAUSEN FÜR KINDER

FÜR INNERE STILLE UND STÄRKE

KIDS IN BALANCE

3 € (D)
3,20 € (A)
UVP

1 CD | 60 Minuten   ISBN 978-3-7313-1222-2
Autorenlesung mit Klängen, Geräuschen und Musik

Ab 2 Jahren

ENTSPANNUNGS-MUSIK FÜR KINDER

ZUM RUNTERKOMMEN UND WEITERTRÄUMEN

KIDS IN BALANCE

13 € (D)
13,20 € (A)
UVP

1 CD | 68 Minuten   EAN 4013077994949

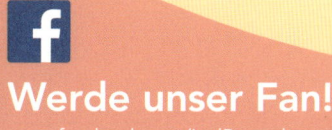

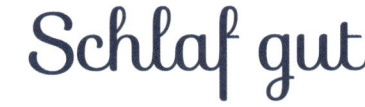

Schlaf gut

und träum was Schönes!

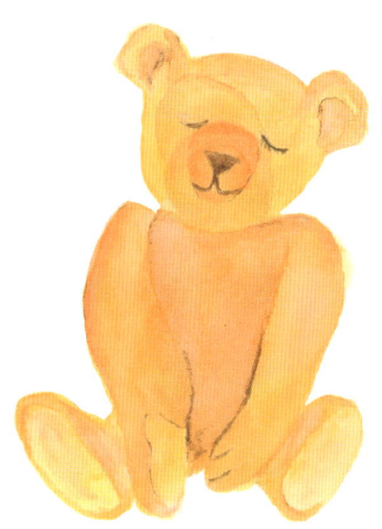

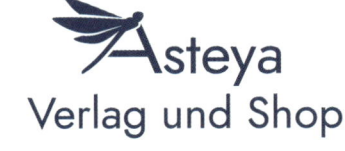
Asteya
Verlag und Shop
für Yoga, Klang und Achtsamkeit

Wir machen deine Geschenke!
www.asteya-yoga.de